W0295676

Die Lachfalten sind schon da
Humorvolle Geschichten für Männer

Die Leute,
die nicht zu altern verstehen,
sind die gleichen,
die nicht verstanden haben,
jung zu sein.

Marc Chagall

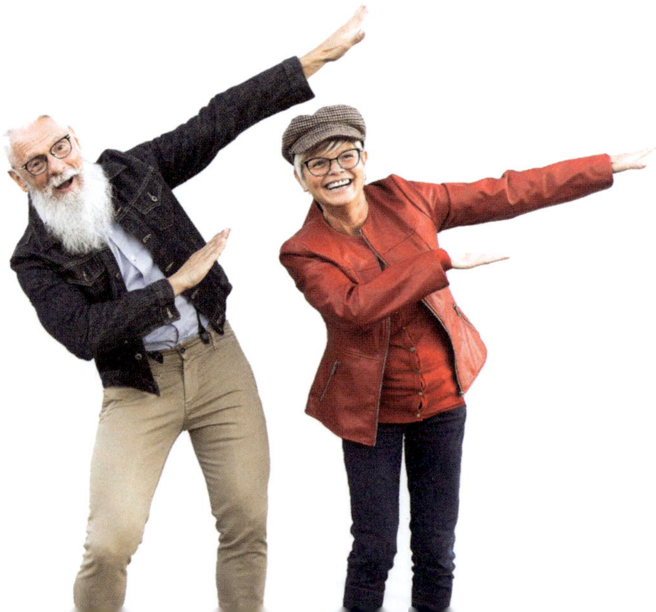

DIE LACHFALTEN SIND SCHON DA

Humorvolle Geschichten für MÄNNER

benno

Bibliografische Information der Deutschen Nationalbibliothek
Die Deutsche Nationalbibliothek verzeichnet diese Publikation in der Deutschen Nationalbibliografie; detaillierte bibliografische Daten sind im Internet unter http://dnb.d-nb.de abrufbar.

Besuchen Sie uns im Internet:
www.st-benno.de

Gern informieren wir Sie unverbindlich und aktuell auch in unserem Newsletter zum Verlagsprogramm, zu Neuerscheinungen und Aktionen. Einfach anmelden unter www.vivat.de.

ISBN 978-3-7462-6432-5

© St. Benno Verlag GmbH, Leipzig
Zusammenstellung: Volker Bauch, Gößnitz
Covermotiv: © stock.adobe.com/oneinchpunch
Umschlaggestaltung: Grit Fiedler, Visulabor GbR, Berlin/Leipzig
Gesamtherstellung: Kontext, Dresden (A)

Inhalt

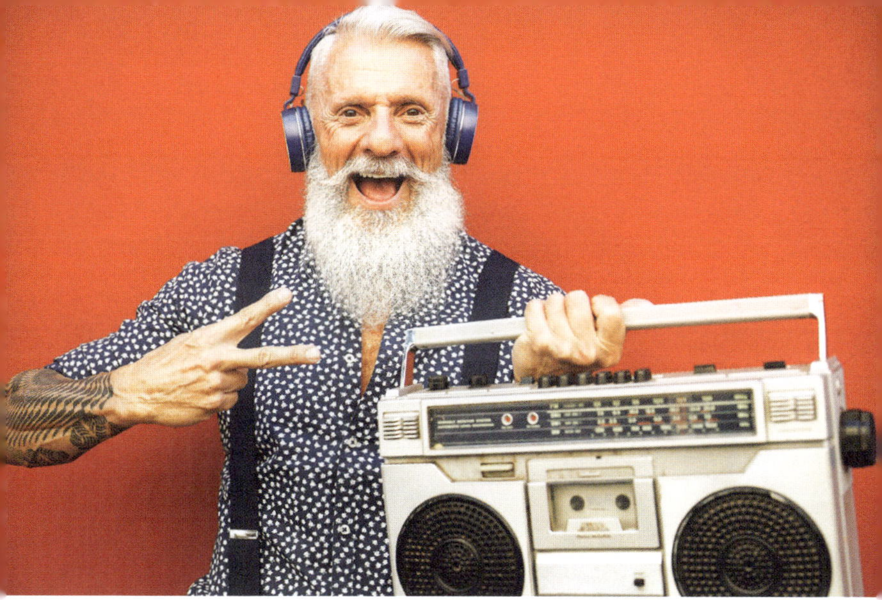

MALCOLM, YOU SEXY THING!

Axel Hacke

Kürzlich las ich ein sehr witziges Buch von Rainer Moritz über den deutschen Schlager. Der Autor erzählte von einem Lied, das Freddy Quinn sang: Abschied vom Meer. Er hörte als Kind oft die dunklen Verse: „Abschied vom Meer, von Wolken, von Winden, von Sternen ... von Häfen, von Flaggenhof im Wind, von Kameraden, die unvergessen sind." Lange sann der Knabe Moritz über das zauberhafte Substantiv „Flaggenhof" und die Frage nach, was ein „Flaggenhof" sei, bis er, Jahre später, beim Wiederhören erkannte, dass Freddy gar nicht von einem „Flaggenhof im Wind" gesungen hatte. Sondern von „Flaggen hoch im Wind".

Als ich zur Grundschule ging, mussten wir ein Lied lernen, das uns die Lehrerin zu diesem Zweck mehrmals vorsang. Darin war von einem Boot die Rede, das im Wind trieb, steuerlos. Im Refrain die Zeile: „... hat ein Ruder nicht dran." Wir sangen das Lied, ich sang besonders laut, ohne mir Gedanken über den Text gemacht zu haben. Als wieder mal der Refrain dran war, machte die Lehrerin ein Zeichen, alle hörten auf zu singen, bloß ich, der ich das Zeichen im Eifer übersehen hatte, sang allein, nein, ich schmetterte das Liedlein, und zwar schmetterte ich, das im Sturm treibende Schifflein betreffend, die Worte: „... hat ein Bruder nicht dran."

„Was singst du da?", fragte die Lehrerin.

„... hat ein Bruder nicht dran", wiederholte ich.

Erst in diesem Moment verstand ich, was für ein Nonsens das war. Aber da lachten alle schon. Auch die Lehrerin.
Bloß ich nicht.
Ich habe nie mehr ohne eingehende Textprüfung gesungen. Aber neulich sang Paola. Sie tanzte im Flur und sang einen alten Hit von *Hot Chocolate*, der geht so (besser: sie sang ihn so): „I believe in nuckles, since you came along, you sexy thing." Paola singt sehr schön, ich liebe es, wenn sie singt. Ihre gute Laune steckte mich an.
Ich stimmte ein und sang: „I believe in Malcolm ..."
„Was singst du da?", fragte Paola.
„I believe in Malcolm", sagte ich.
„So heißt es nicht", sagte sie.
„Was singst *du* denn?", fragte ich.
„I believe in nuckles. So heißt es aber auch nicht. Ich weiß bloß nicht, wie es richtig heißt", sagte sie.
„Was heißt ‚nuckles'?", fragte ich.
„Knöchel", sagte sie.
„Ach so, knuckles", sagte ich. „‚Ich glaube an Knöchel',

soso, aha. Ich hatte ‚nuckles' verstanden. Was heißt das?"
„Das gibt es nicht, glaube ich", sagte sie.
Ich gab in meinen Computer das Suchwort „nuckles" ein und lernte, dass Frankie Nuckles ein DJ in Chicago war und dort 1977/78 in einer Diskothek namens *The Warehouse* den House erfand. Nuckles war der Gründervater des Techno. Dann gab ich die Suchwörter *I believe in Malcolm* ein. Da kamen mehrere Seiten, auf denen es ausschließlich um falsch verstandene Songs ging, nämlich www.kissthisguy.com und www.amiright.com. Ich lernte, dass die Zeile in unserem Song in Wahrheit lautete:
„I believe in miracles, since you came along, you sexy thing."
Es waren aber zahlreiche Beispiele aufgeführt, wie das Lied schon missverstanden worden war: I believe in milkbones, in milk-rolls, in milkos, in milkballs, in Melcho, in mecos, in Myrtle. Am besten gefiel mir: „I believe in miracles, since you came along, you saxophone."
Ach, Malcolm. You sexy thing.

Den Rest des Abends verbrachten Paola und ich vor dem Bildschirm, Tausende von falsch verstandenen Liedtexten lesend. Hier zwei Beispiele: In Tina Turners Song „What's Love Got To Do With It" findet sich die Zeile: „What's love, but a second hand emotion?" Das haben Leute so gehört: What's love, but a second handy motion?; What's love, but a second hand in motion?; What's love, but just swimmin' in the ocean?
Das Beatles-Lied „Paperback writer" betreffend, gibt es folgende Irrtümer: Paperbag rider; Pay for that Chrysler; Face the bad rider; He's the Budweiser; Hy, barebacked rider!; Isn't that right, sir?; Take the back right turn!
Vor dem Schlafengehen gab ich das Suchwort „Flaggenhof" ein. Tja, Herr Moritz! Auf der Plassenburg bei Kulmbach gibt es einen Flaggenhof, den man auch „Südstreichwehr" nennt. Das um 1550 errichtete Ensemble, las ich, zähle zu den ältesten in italienischer Manier errichteten Bastionsanlagen in Deutschland.
Was soll man sagen? Singen bildet.

Schule

Ein Schnösel sprach den Berliner Maler Heinrich Zille auf seinen Professorentitel an: „An welcher Hochschule haben Sie denn studiert?“ Zille ließ sich nicht aus der Ruhe bringen. „Auf einer Hochschule war ich nicht, dafür ging ich durch eine Schule, auf der Sie nichts gelernt hätten.“ Verwundert fragte der junge Mann, welche Schule Zille wohl meine. Dieser sagte: „Die Schule des Lebens habe ich absolviert.“

Wie herrlich ist es, nicht zu tun
und von dem Nichtstun auszuruh'n!

Heinrich Zille

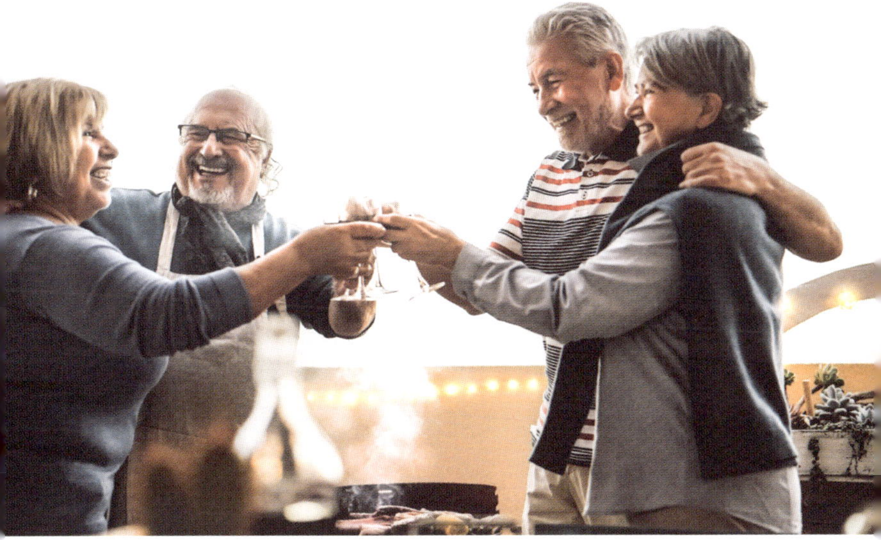

BRITISCHE FESTLICHKEITEN

Mark Twain

Nachdem ich den Niagarafall in Augenschein genommen, begab ich mich auf das kanadische Ufer. Hier traf ich im ersten Hotel mit dem Major des 42. Füsilierregiments und einem Dutzend anderer strammer und gastfreier Engländer zusammen, die mich einluden, im Verein mit ihnen den Geburtstag der Königin zu feiern. Dazu war ich mit Freuden bereit; ich versicherte, dass ich sämtlichen Engländern, die ich je kennengelernt habe, sehr wohlgesinnt sei, für die Königin aber hege ich Bewunderung und Verehrung, wie alle meine Landsleute. Eine Schwierigkeit würde sich jedoch kaum beseitigen lassen: Ich sei nämlich ein grundsätzlicher Gegner von berauschenden Getränken und wisse nicht, wie ich in den schwachen Flüssigkeiten, an die ich gewöhnt sei, einem solchen Geburtstag die gebührende Ehre antun solle.

Der Major kratzte sich den Kopf und unterwarf die Sache einer langen und reiflichen Überlegung, es schien jedoch kein erdenkliches Mittel zu geben, das Hindernis aus dem Wege zu räumen. Mir anzuraten, meinen Grundsätzen auch nur zeitweilig untreu zu werden, dazu war er ein Mann von viel zu hoher Bildung. Endlich sagte er jedoch: „Ich hab's! Trinken Sie Sodawasser."

Dabei blieb es denn. Wir versammelten uns in einem großen, prachtvoll mit Fahnen und grünen Pflanzen ausgeschmückten Saal und nahmen an der Tafel Platz, welche mit leiblichen Genussmitteln, in fester sowohl als flüssiger Form, reich beladen war. Unter witzigen Toasten und trefflichen Reden blieben wir bis lange nach Mitternacht beisammen. Ich war in meinem ganzen Leben nicht so vergnügt und trank 38 Flaschen Sodawasser. Aber mir scheint, das ist doch kein recht geeignetes Getränk zu stärkerem Verbrauch. Als ich am nächsten Morgen aufstand, war ich voll Gas und so straff gespannt, wie ein gefüllter Luftballon. Von meinen Kleidungsstücken passte mir nichts mehr – ausgenommen mein Regenschirm. Nach dem Frühstück fand ich den Major wieder mit großartigen Vorbereitungen beschäftigt. Auf meine Frage, was sie zu bedeuten hätten, erfuhr ich, es sei der Geburtstag des Prinzen von Wales, der am Abend festlich begangen werden müsse. Wir feierten ihn also; waren wider mein Erwarten sehr lustig dabei und brachen auch diesmal erst nach Mitternacht auf. Des Sodawassers war ich überdrüssig, ich hielt mich an Limonade und trank mehrere Quart. Man sollte denken, Limonade in Masse genossen, müsse dem Menschen besser bekommen als Sodawasser. Aber das ist ein Irrtum. Am Morgen hatte sie mir den ganzen Magen durchsäuert und meine Zähne so stumpf gemacht, dass ich nichts beißen konnte; es war gerade, als hätte ich den Kinnladenkrampf. Dabei fühlte ich mich schrecklich unwohl und schwermütig.

Bald nach dem zweiten Frühstück traf ich den Major bei neuen Vorbereitungen. Als er sagte, es sei der Geburtstag der Prinzessin Helene, verbarg ich meinen Kummer.

„Wer ist die Prinzessin Helene?“, fragte ich.

„Tochter Ihrer Majestät, der Königin“, erwiderte der Major.

Ich leistete keinen Widerstand. Am Abend fand die Geburtstagsfeier der Prinzessin Helene statt. Sie dauerte wie gewöhnlich bis tief in die Nacht hinein und ich war wirklich sehr vergnügt. Aber Limonade konnte ich nicht mehr vertragen. Ich trank einige Kübel voll Eiswasser aus.

Am Morgen hatte ich Zahnschmerzen, Krämpfe, Frostbeulen, dazu noch immer stumpfe Zähne und eine

ziemlich große Menge Gas im Innern. Den unermüdlichen Major fand ich aber schon wieder am Werk.
„Wem soll denn das gelten?“, erkundigte ich mich.
„Seiner königlichen Hoheit, dem Herzog von Edinburgh,“ lautete die Antwort.
„Sohn der Königin?“
„Ja.“
„Und heute ist sein Geburtstag? – Sie irren sich doch nicht?“
„Nein, die Feier findet diesen Abend statt.“
Ich unterwarf mich dem neuen Verhängnis. Die Festlichkeit ging vor sich und ich trank ein halbes Fass Apfelwein. Als ich mich am andern Morgen mit matten, von der Gelbsucht gefärbtem Blick umschaute, gewahrte ich gleich zuerst den Major wieder bei seinen nie endenden Vorbereitungen. Da brach mir das Herz und ich zerfloss in Tränen.
„Wen sollen wir denn heute beweinen?“, fragte ich.
„Die Prinzessin Beatrice, Tochter der Königin.“
„Halt“, rief ich, „jetzt ist es an der Zeit, nähere Erkundigungen einzuziehen. Wie lange wird wohl die Familie

der Königin noch herhalten? Wer kommt zunächst auf der Liste?"

„Ihre königlichen Hoheiten, der Herzog von Cambridge, die Prinzessin Royal, Prinz Arthur, die Prinzessin Mary von Teck, der Großherzog von Mecklenburg-Strelitz, die Großherzogin von Mecklenburg-Strelitz, Prinz Albert Viktor ..."

„Genug!", unterbrach ich ihn. „Der Mensch kann viel ertragen, doch alles hat seine Grenzen. Ich bin nur ein Sterblicher. Mit jedem meines Geschlechts will ich's aufnehmen; aber, wer alle Mitglieder dieser Familie feiern und noch am Leben bleiben kann, der muss mehr sein als ein Mensch – oder weniger. Wenn Sie das alle Jahre durchzumachen haben, so danke ich Gott, dass ich in Amerika geboren bin; ein Engländer zu sein, ertrüge ich bei meiner Leibesbeschaffenheit nicht. Ich kann mich an dem Unternehmen nicht länger beteiligen; meine Auswahl an Getränken ist erschöpft. Ja, für mich gibt es kein Getränk mehr und doch müsste noch auf das Wohl so vieler angestoßen werden! Kein Getränk mehr – und wir stehen sozusagen erst im Vorhof der Familie. Es tut mir wahrhaftig leid, mich zurückzuziehen, aber die bittere Not treibt mich dazu. Ich bin mit Gas gefüllt, meine Zähne sind lose im Munde, ich leide an Krämpfen, an Skorbut, an Zahnweh, Masern, geschwollenen Backen und Kinnladenkrampf, auch habe ich von dem Apfelwein gestern die Cholera bekommen. Meine Herren, trotz der besten Absicht von der Welt bin ich wirklich nicht in der Verfassung, die übrigen Geburtstage mitzufeiern. Ich muss um eine Pause bitten.“

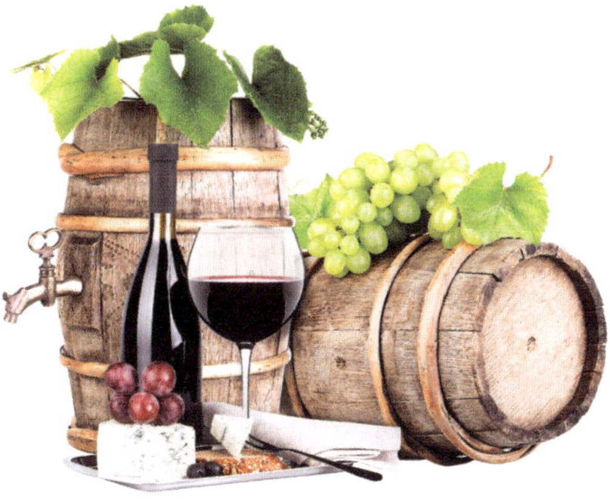

Die fünf Ursachen

Man kann, wenn wir es überlegen, Wein trinken fünf Ursachen wegen: einmal um eines Festtages wegen, sodann vorhandenen Durst zu stillen, ingleichen künftigen abzuwehren, ferner dem guten Wein zu Ehren, und endlich um jeder Ursache willen.

Friedrich Rückert

Manche Leute altern,
andere reifen.

Sean Connery

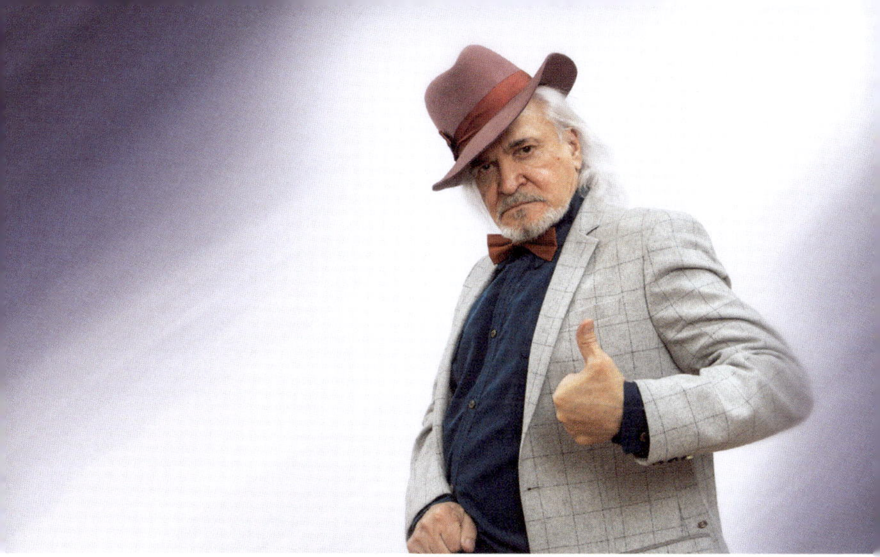

DER NAMENSFIMMEL

Kurt Tucholsky

Ein Theaterzettel von heute sieht komisch aus. Früher stand da: Regie: Franz Durchfaller. Heute haben wir: Spielwart – Regie – Künstlerische Oberleitung – Entwurf und Ausführung, es muss alles angegeben werden. Dass man auch einmal anonym arbeiten kann, um der Sache willen, das wäre ja gelacht –! Der Film tobt sich in diesem falschen Individualismus noch weit mehr aus, und wenn einer ein Pissoir anstreicht, dann kleckst er bestimmt seinen Namen unten in eine Ecke; es könnte wichtig sein.

Denn weil der Handwerker mit Gewalt ein Kinschtler sein will und alle Welt auf das Niveau pfeift, jede Arbeit so zu einem gewaltigen Einzelfall steigernd, sind wir das Land, in dem ein sauber geformter Löffel „Entwurf von Professor Bruno Paul“ ist, und es soll mich nicht wundern, wenn nächstens ein Esel, einen Klacks gemacht habend, iat: „Entwurf Lucian Bernhard“. Das muss wohl so sein.

Wir Schreiber sind die Dummen. Da setzen wir einfach unsern Namen unter unsre Arbeit – einen einzigen, kümmerlichen Namen. Ich schlage vor, in Zukunft folgendermaßen zu verfahren:

„Der Namensfimmel“ von Ignaz Wrobel.
Interpunktion: Thomas Mann.
Fremdwörter: Hans Reimann.
Druckfehler: Reinhold Wulle.
Künstlerische Oberleitung: S. J.

„Reklame muss sein!“,
sagte der Einbrecher –
da hinterließ er etwas am Tatort.

Die Brille

Das Münchner Original Karl Valentin war diesen Tag besonders schlecht aufgelegt, sodass ihn Liesl Karlstadt fragte, welche Laus ihm über die Leber gelaufen sei.
Er klagte ihr: „I hab mei Brille verlegt, und nun kann ich sie nicht suchen, bevor ich sie g'funden hab."

Gar nicht krank
ist auch nicht gesund.

Karl Valentin

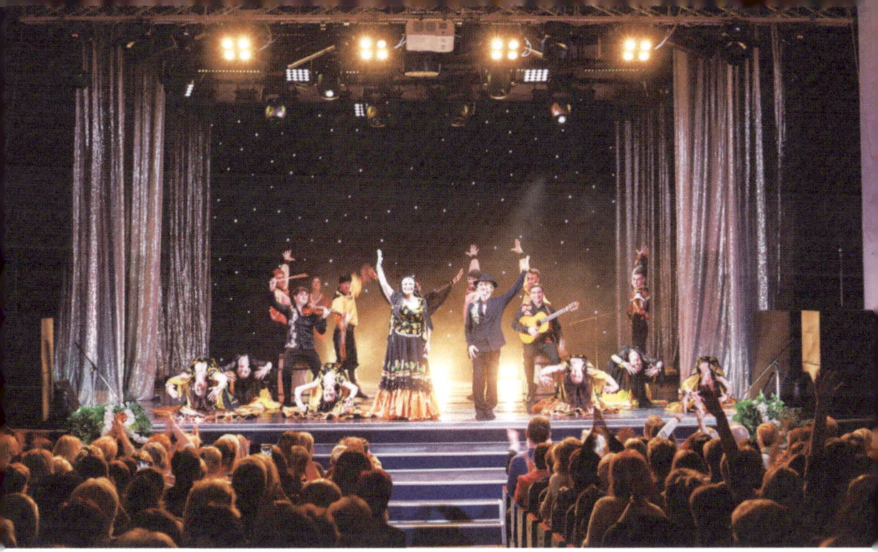

HERR WENDRINER GEHT INS THEATER

Kurt Tucholsky

Für Paul Graetz

„Sehn Se, es hat schon angefangen!“

„Verräterei wird nicht vererbt, mein Fürst,
Und überkämen wir sie von Verwandten,
Was gehts mich an? Mein Vater übte keine.“

„Wo ist denn – wo sind wir denn? Wo ist denn unsere Reihe? Hier? Nein, da! Entschuldigen Sie. Padong! Bitte sehr. Danke sehr. Nanu? Ach, da ist unser Platz. Uff – ich hab Ihn gleich gesagt, wir hätten 'n Auto nehmen solln!"

„Du Törin, du! Sie stiehlt dir einen Namen ..."

„Haben Sie 'n Zettel? Zeigen Sie mal – man kann jetzt nichts sehn. Wer ist das? Ausgeschlossen ist das die Bergner. Ich kenn sie doch: Wir waren neulich zusammen mit ihr eingeladen bei – Pst! Psst! Ekelhaft, dass die Leute nicht pünktlich kommen können! Ein Miesnick, der da reinkommt! Nu sehn Sie sich die Beine an! So was muss Schauspielerin werden! Psst! Man versteht kein Wort, so leise sprechen die. Sehr schöne Ausstattung. Ja, Reinhardt."

„O arme Rosalinde, wohin willst du?
Willst du die Väter tauschen? So nimm meinen!"

„Schönes Kleid, was die da anhat. Sehr schön ... Ich kann nicht genau erkennen, aber ich glaube, da oben sitzen Korders. Doch, das sind sie, ich kenn doch den Kopp. Von wem ist die Musik? Na, ich wer nachher sehn. Die Bergner war noch nicht, was? Nein, sie war noch nicht. Nanu –? Schon Pause –? Ach so, Zwischenakt.

Nu sehn Sie sich mal an, da kommen immer noch Leute! Gut besucht. Die Kritiken waren ja auch sehr gut. Ich habe nur durch meinen Schwager die Billetts bekommen, sonst hätt ich sie gar nicht bekommen. Nein, meine Frau ist heute bei Welschs, die spielen Britsch. Spielen Sie gern Britsch? Ich mach mir nichts aus Britsch. Donnerwetter, ich glaube, ich hab vergessen, zu Hause das Gas am Badeofen auszumachen! Sehn Sie mal, die da! Die Nase find ich nicht hübsch; ja, die Augen gehn. Ah – da fängts wieder an. Erinnern Sie mich, dass ich Ihnen nachher den Witz mit dem Durchbruch erzähle!

Sehn Sie – das ist die Bergner! Ich kenn sie gleich, das ist sie. Schrecklich, wenn die Leute vor einem immer mit dem Kopf wackeln. Als ob das so schwer ist, den Kopf stille zu halten! Rücksichtslosigkeit. Reizend, nicht wahr? Ja, neulich bei Tisch, wo wir mit ihr eingeladen waren, war sie auch reizend. Eine reizende Person. Sagen Sie mal, haben Sie gesehen, dass ich den Brief eingeworfen habe, den ich vorhin in der Hand hatte? Ich glaube ja, was? Ja, ich glaube, ich hab ihn eingeworfen."

„Könnt ich vom Glück nur diesen Lohn erwerben,
Nicht Schuldner meines Herrn und sanft zu sterben!"

„Pause. Sehr schön. Die Bergner ist fabelhaft. Die andern find ich nicht so gut. Nu hören Sie bloß, wie die da oben klatschen. Na, na –! Gehn wir bisschen raus? Ich geh 'n bisschen raus, kommen Sie mit? Entschuldigen Sie nur, dass ich hier durchgehe! – Ssississ! Natürlich waren das Korders, was hab ich Ihnen gesagt – den Kopp kenn ich. Kommen Sie, wir gehn 'n Glas

Bier trinken! ’n Abend! Keine Ahnung, wer das war – man hat so viel Bekannte ... Wer war das? Das war der? Den hab ich mir ganz anders vorgestellt – hat der nicht neulich die Geschichte gehabt mit dem Verhältnis von Kestenberg? Ich weiß nicht, sie hat abgetrieben, aber er wollt nicht, und dann hat er doch gewollt ... Eine Fülle! Wir haben ganz gute Plätze, was? Ich sitz nicht gern Loge, ist doch nicht nötig! Sehn Sie mal vor uns: reizende Person! Famos angezogen, famose Figur! Kommen Sie, wir gehn mal vorbei – Donnerwetter! Fabelhaft! Haben Sie den Blick gesehn, den sie mir zugeworfen hat? Lieber Freund, die war gar nicht so ohne. ’n Augenblick mal, meine Krawatte sitzt nicht, da is’n Spiegel – so. Sehn Se, da kuckt sie wieder. Na, die Frau ist schon klasse! Überhaupt sehr gutes Publikum hier. Ich freu mich, dass wir so gute Plätze haben – ohne meinen Schwager hätt ich sie gar nicht gekriegt. Sehn Sie mal den – sicher ’n Attaché, was? Skandal, so kleine Kinder mit ins Theater zu nehmen! Kleine Kinder gehören ins Bett. Na ja, ’n klassisches Stück ... Ich geh sonst nie in klassische Stücke – aber das hier ist ja was anders. Nu sehn Sie sich mal die an, den Schmuck! ’n Ahmt! Regierer! – Na, Sie auch hier? Ja, wir sind auch hier. Was machen Sie denn in soner guten Vorstellung? Ich meine ... Sie interessieren sich nicht für Theater, denk ich? Na ja, die Kritiken waren ja sehr gut. Die Bergner ist fabelhaft. Ich sahre eben zu Epstein: Ich mach sonst keine klassischen Vorstellungen, aber das hier ist ja was anders. Ja, natürlich. Selbstverständlich. Nein, wir waren gestern im Kino, zu Schepplien: ganz nett. Morgen gehn wir ins Philharmonische. Ich glaube links, hinten im Gang. Viel Vergnügen! ’n Ahmt! Wissen Sie, der Regierer gefällt mir nicht. Seit er die Sache mit seinem Sozius gehabt hat ... Was? Das wissen Sie gah nicht? Der Sozius hat heimlich spekuliert, er ist erst dahintergekommen, wie der jeden Tag mit nem neuen Pelz ins Geschäft gekommen ist, und dann hat er doch die Aufregung mit dem Sohn, ja, der nach Italien gegangen ist mit der Person, wie heißt sie – pst! Da ist er. Na, haben Sie gefunden? ’n Ahmt, Regierer! ’n Ahmt! Viel Spaß! Alt geworden, der Regierer. Na ja, die Sorgen ... Es grassieren jetzt überhaupt wieder viel

Krankheiten, die Grippe, die Cousine meiner Frau hat auch Milzschwellung, der Arzt weiß noch nich … Kommen Sie, wir trinken ’n Glas Bier! Nicht doch so drängeln! Wissen Sie, wenn man hier nicht drängelt, kommt man überhaupt nicht ran. Wie viel? Unverschämtheit! Achtzig Pfennig für ein kleines Glas Bier! Son Geschäft möcht ich auch mal haben! Ach so, richtig, ich wollt Ihnen ja den Witz mit dem Durchbruch erzählen. Also … und da rufen die: Verrat! Verrat! wir sind im – – ahhahhaha! Gut, was? Hab ich heut im Geschäft gehört. Nein, das Stück hab ich nicht gesehn. Ach wissen Se, Tendenzstücke, wenn ich das will, les ich meine Zeitung. Kunst ist keine Politik, verstehn Sie mich?

Kommen Se, wir lassen uns die Garderobe rauslegen. Ach, Frollein, legen Sie mir doch nachher die Garderobe raus, ja? Hier – haben Sie dreißig Pfennig – ssiss gut so. Sie, ob das Gas zu Hause brennt? Das war mir sehr unangenehm – meine Frau kommt nehmich eher nach Hause als ich. Sie haben da ’n Fussel auf Ihrem Anzug. Es klingelt. Gehn wir wieder rein. Fixen Sie eigentlich Franken? Ich weiß nicht ... Übrigens haben Divan & Wronker ihr Geschäftsjubiläum gehabt – ich war da zum Essen. Haben Sie gratuliert? Müssen Sie tun – man kann nie wissen. Ja, es war 'n großes Dineh, 's Essen war ganz gut, der Dings hat gesprochen, der von der Handelskammer; neben mir saß Kirsch, das möcht ich auf der Bank haben, was der schon in seinem Leben verloren hat – kommen Sie, wir müssen uns beeilen.

So, da sitzen wir. Ich geh ab und zu ganz gern ins Theater. Wissen Se: Es lenkt ab –!"

Lachen ist zeitlos,
Fantasie hat kein Alter
und Träume sind für immer.

Walt Disney

Würdigung

Zum 90. Geburtstag George Bernard Shaws unterlief einer Schweizer Zeitung bei ihrer Würdigung des Dichters ein kapitaler Fehler. Der Artikel war überschrieben mit:

„Bernard Shaw – der große Irre". Der irische Schriftsteller sandte der Zeitung ein Telegramm. „Bin ganz Ihrer Meinung, aber mussten Sie dies ausgerechnet zu meinem 90. Geburtstag verkünden?"

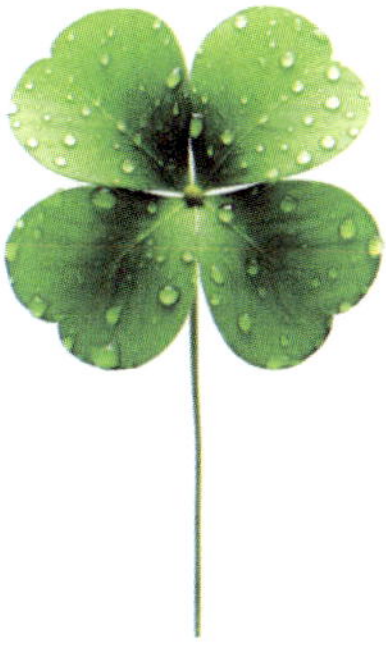

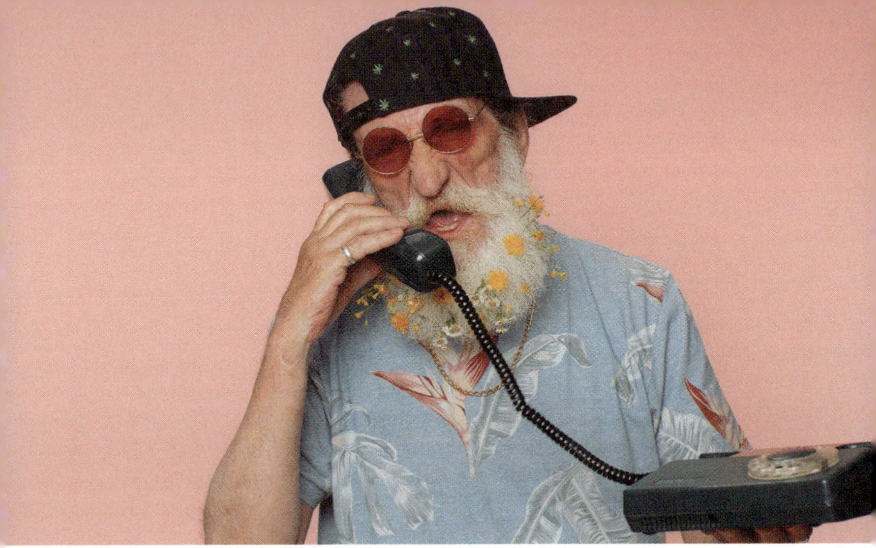

MAN IST SO ALT, WIE MAN IST

Ephraim Kishon

An einem der letzten Tage – genauer gesagt: am heutigen Morgen – überkam mich der hässliche Gedanke, dass ich vielleicht nicht mehr ganz so jung bin wie früher. Damit will ich nicht sagen, dass mich mein plötzlicher Geburtstag in Panik versetzt hätte. In meinen Augen sind Geburtstage nichts Besonderes. Ich hatte

schon welche und sie haben mich nicht beeindruckt. Was ich verabscheue, ist die übertriebene, die sozusagen unrealistische Anzahl dieser Geburtstage, sind die Ziffern, mit denen sie bezeichnet werden. Was soll das heißen: Heute bin ich 50 Jahre alt? Ich war noch nie 50, ich war die ganze Zeit jünger. Da steckt irgendwo ein Fehler. Die Leute vom Meldeamt sollten besser aufpassen. Nach meinem eigenen Dafürhalten, ich meine, nach dem Eindruck, den ich von mir selbst habe, bin ich noch nicht einmal über die Ziffer 30 hinaus. Es könnte sogar sein, dass ich im kommenden November erst 29 werde oder etwas Ähnliches. Was will man von mir?
Ein entscheidendes Argument zu meinen Gunsten ist die hervorragende körperliche Verfassung, in der ich mich befinde. Ich gehe, sitze und stehe wie in meinen besten Jugendtagen, ich habe noch immer meine sämtlichen Augen und Ohren, meine Nase befindet sich auf dem gewohnten Platz. Offenbar handelt es sich bei dem mir von den Behörden aufgezwungenen Alter um einen Computerfehler. Die Veränderungen, die sich im Lauf der Jahre bemerkbar gemacht haben, fallen kaum ins Gewicht.

Schön, ich renne nicht mehr hinter Taxis her, sondern rufe nach ihnen, und ich benutze lieber den Aufzug, als weiß Gott wie viele Stockwerke zu ersteigen. Auch lässt sich nicht leugnen, dass meine Hausapotheke immer größer und je nach Auslandsreise bunter wird. Das liegt an unserem Klima. Ich kann mich noch erinnern, dass ich einmal quer durch den Plattensee geschwommen bin, um ein besonders intelligentes Mädchen zu treffen. Gestern, als ich mit meinen Kindern ins Strandbad ging und von ihnen aufgefordert wurde, ins Wasser zu springen, hatte ich keine Lust dazu. Einfach keine Lust. Überhaupt keine ... Ehrlich gesagt: Ich bin verzweifelt. Das letzte Mal erlebte ich eine solche Verzweiflung, als ich 19 wurde und wusste: Jetzt werde ich alt. Mein peinlicher Zustand wird mir bei jeder Gelegenheit vor Augen geführt. Erst vor wenigen Wochen sah ich im Bus eine jammervoll verwelkte Frauengestalt sitzen, die Einkaufstasche zwischen den knochigen Knien, das hässliche Gesicht voller Runzeln und Falten. Es war ein richtiger Schock für mich, als ich plötzlich entdecken musste, dass ich dieser abstoßenden Erscheinung in meiner Jugend den Hof gemacht hatte. Armes Ding, dachte ich bei mir. Das ist alles, was von diesem einstmals so attraktiven Mädchen übrig geblieben ist. Ich hätte sie kaum erkannt ... Und während ich von heißen Wogen des Mitleids überflutet wurde, erhob sich das einstmals so attraktive Mädchen und bot mir ihren Platz an.

Oder meine sechsjährige Tochter Renana. Wir sitzen zu Hause vor dem Bildschirm und sehen den Film „Ben Hur“ in dem es bekanntlich von römischen Soldaten und frühen Anhängern des Christentums nur so wimmelt. „Mama“, lässt sich Renanas piepsende Stimme vernehmen, „war Papi damals schon dabei?“

Kein Zweifel: Ich wirke älter, als ich bin. Selbst wenn man die zwei Jahre abzieht, die ich mit dem Wählen besetzter Telefonnummern verbracht habe, bleibt noch genug übrig. Natürlich hat das nichts Konkretes zu bedeuten, es ist eine Angelegenheit abstrakter Gedankengänge, man denkt und denkt, und plötzlich kann man sich an nichts mehr erinnern. Wenn ich nicht sofort alles aufschreibe, was mir durch den Kopf geht, vergesse ich es in Sekundenschnelle, und es ist für die Nachwelt verloren.

Besonders häufig vergesse ich Gesichter. Gute Freunde, liebe alte Bekannte, ja sogar Familienangehörige begegnen mir auf der Straße, und ich habe keine Ahnung, woher ich sie kenne. Selbstverständlich erwidere ich ihren Gruß mit freundlichem Lächeln und herzlichem Winken, aber das täuscht nur mich, nicht sie.

„Sommer 55“, klärt mich so einer mit beleidigter Miene auf. „Brindisi. Na?“

„Ach ja“, jauchze ich. „Brindisi! Wie geht’s denn, alter Junge?“ Und ich entferne mich eilends, ohne seine Auskunft abzuwarten. Wer ist er? Und was ist Brindisi? Nicht einmal meine Feinde behalte ich im Gedächtnis. Damit gerate ich in den Ruf der Toleranz. Das ist das Ende.

Es fällt mir auch immer schwerer, Namen zu behalten. Seit einiger Zeit spreche ich junge Damen, mit denen ich zu tun habe, ausnahmslos mit dem gleichen Namen an („Puppe“), damit keine unangenehmen Verwechslungen entstehen. Noch größere Schwierigkeiten bereitet mir der Konsum von Literatur. Seit bald einem

Jahr lese ich Solschenizyns Erzählung „Ein Tag im Leben des Iwan Denissowitsch" und komme über die ersten fünf Seiten nicht hinaus. Auf Seite 5 nämlich heißt es: „Grablutschik", sagte Wladimir Pruschtschenko und wandte sich zu Parslejewitsch Tschuptschik um, der am Gartenzaun mit Pjotr Nikolajewitsch Jusnjezewisky plauderte. An dieser Stelle bleibe ich unweigerlich stecken, die Namen verschwimmen vor meinen Augen, ich kann die handelnden Personen nicht mehr voneinander unterscheiden und fange das Buch wieder von vorn zu lesen an.

Andererseits gibt es auch Dinge, die mit ehernen Lettern in mein Gedächtnis geprägt sind. Zum Beispiel die Aufstellung der ungarischen Fußball-Nationalmannschaft aus dem Jahre 1930. Man kann mich mitten in der Nacht aufwecken und ich leiere sie fehlerlos herunter: Kohut, Toldi, Dr. Sarosi und natürlich Turay II, der damals den österreichischen Mittelstürmer Sindelar vollkommen kaltgestellt hat ...

Aber sonst herrscht in meinem Gedächtnis dichter Nebel. Obwohl man mir das, wie ich schon angedeutet habe, nicht ansieht. Niemand würde mich älter als 47 halten, oder höchstens 48 ½. Vielleicht rührt das auch daher, dass ich Tennisschuhe trage. Erst gestern begegnete ich den ungebetenen Trostversuchen einer jugendlichen Zeitgenossin mit den Worten: „Mein liebes Fräulein, ich bin lieber 25 und sehe wie 52 aus als umgekehrt." Dagegen lässt sich schwer etwas sagen und die junge Dame sah auch dementsprechend dümmlich drein. Die Leute scheinen es darauf angelegt zu haben, mir auf die Nerven zu gehen. Zum Beispiel kommt irgendein Idiot auf mich zu und erklärt mir, dass man so alt ist, wie man sich fühlt. Ein gefährlicher Blödsinn. Das Alter ergibt sich aus der Summe der Lebensjahre. Da braucht man gar nichts zu fühlen. Man braucht nur den Reisepass zu öffnen und das Geburtsdatum nachzulesen. Und wenn man seinem Passfoto zu ähneln beginnt, ist es Zeit, dem Leben Adieu zu sagen.

Allerdings kommen mit dem Alter auch die Segnungen der Weisheit und der heiteren Entsagung. Ich bin ein solcher Fall. Ich beneide niemanden mehr um irgendetwas, ich nicht. Das Einzige, was mich noch erbittern kann, ist ein Mann in meinen Jahren, der jünger aussieht als ich. Ich denke da an einen ganz bestimmten Versicherungsagenten, der mir um mindestens zwei Monate voraus ist und trotzdem, im Gegensatz zu meinem silbrigen Schopf, kein weißes Haar aufzuweisen hat.

„Wie kommt es", fragte ich ihn, „dass Sie immer noch Ihr jugendliches Schwarzhaar besitzen?"

„Eine Sache der Disziplin", antwortete er mit hämischem Grinsen. „Wenn man einmal über 40 ist, muss man etwas unternehmen. Sehen Sie mich an. Ich stehe jeden Morgen um sechs Uhr auf, jawohl um sechs, nehme eine eiskalte Dusche, reibe meinen Körper mit einer harten Drahtbürste ab, mache am Strand einen Dauerlauf von mindestens drei Kilometern, jawohl täglich, gehe jeden zweiten Tag in die Sauna, ernähre mich hauptsächlich von Früchten und Joghurt, spiele Tennis, reite, lese den Playboy, nehme teil am pulsierenden Leben, und außerdem ..."

„Was?", fragte ich atemlos.

„Außerdem lasse ich mir die Haare färben."

Wohlfühlen

Einer jungen französischen Journalistin, die dem irischen Dramatiker und Literaturnobelpreisträger George Bernard Shaw zu seinem 94. Geburtstag gratulierte und ihn nach seinem Befinden fragte, antwortete der Dichter: „Liebes Kind, in meinem Alter fühlt man sich entweder wohl oder man ist schon lange gestorben."

Das Alter hat zwei große Vorteile:
Die Zähne tun nicht mehr weh
und man hört nicht mehr all das dumme Zeug,
das ringsum gesagt wird.

George Bernard Shaw

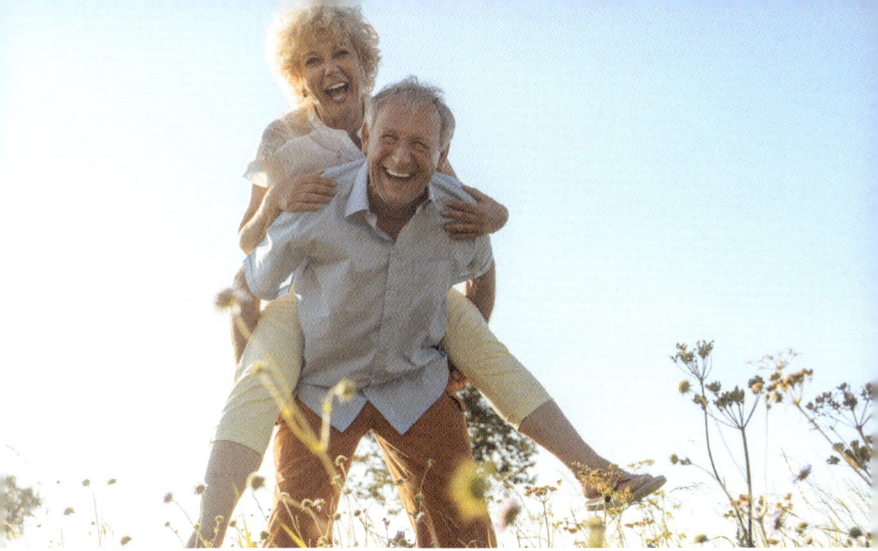

50 PLUS FEIERABEND

Dieter Hildebrandt

Den Fünfzigern ist mit der Bezeichnung „50 plus" eine deutliche Grenze gesetzt. Von jetzt an sind die Alten ein großes Problem in der Gesellschaft. Und das scheint ein noch größeres zu sein als das des Kindes. Kinder kann man verhüten.

Wie will man Alte verhüten? Sie sind da, und die Gesellschaft hat die moralische Verpflichtung, ihren Feierabend menschlich zu gestalten. Ganz schnell schuf sie eine Theorie, die zunächst einmal die Sprache erarbeitete, die notwendig war, um die Altersgruppen auseinanderhalten zu können.

Ab 50 setzt das normale Aging ein, das Altern. Daraus ergibt sich die Möglichkeit, dem Altern etwas entgegenzusetzen: das Anti-Aging. Dafür gibt es heute einen gewaltigen Markt, der, je nach Finanzkraft des Einzelnen, alles bietet, was äußerliche Anzeichen des Alterns operativ beseitigt, innerliche durch seelenstärkende Kurse bekämpft und alles in allem hilft, den Geldüberhang bei wohlhabenden älteren Menschen abzuschöpfen.

Das wiederum entlastet unsere überforderte Justiz, die ärgerliche und langwierige, meistens sogar menschenunwürdige Erbschaftsprozesse führen muss. „Ist das Geld am Ende weg – kriegen die Kinder einen Dreck."

Da hat offenbar ein Umdenken stattgefunden. Früher haben die Alten nur dafür gelebt, etwas hinterlassen zu können. Heute schluckt das schon die Aging-Bewegung. Wer ins Heim muss, hat Pech. Aber da sind die Old-Ager gut aufgehoben. Praktisch ist das auch eine Art Krippe, so ein Heim. Da rundet sich der Bogen.

Die New-Ager, die älteren Menschen, die durch Anti-Aging wieder wie neu werden, heißen im Fachjargon jetzt Best-Ager; Menschen mit Zeit, Geld und steigender Lebenserwartung. Sie fangen noch einmal an zu studieren, beginnen Golf zu spielen, tragen saloppe Kleidung, gehen öfter als früher ins Theater, lieben Gruppenerlebnisse auf längeren Studienreisen und Kreuzfahrten. Eine höchst erfreuliche Erscheinung.

Die Mittelstands-Ager mit festen, aber nicht besten Pensionen könnte man als Good-Ager bezeichnen, deren Feierabend man schon in die Hand nehmen muss, weil sie sich sonst vielleicht allzu schnell ihrem Alter ergeben. Dafür gibt es dann Unternehmen – eines heißt zum Beispiel „Feierabend-AG“ –, die dafür sorgen, dass die leidlich zahlungsfähigen Good-Ager nicht in die zahlreichere Gruppe der Bad-Ager abrutschen, bei der erfahrungsgemäß kaum ein Euro zu holen ist.

Die Gesamt-Aging-Bewegung mit den Untergruppen

Best-Ager, New-Ager, Bad-Ager, aber auch Fast-Ager, Long-Ager und Old-Ager teilt sich wiederum in zwei große Gruppen, nämlich die West-Ager und die Ost-Ager. Und die sollen, zur großen Empörung der West-Ager, angeblich höhere Renten und Pensionen beziehen. Für die Aging-Konzerne existiert diese Einteilung aber nicht. Die unterscheidet insgeheim nur zwischen zwei Agern, den In-Agern und den Out-Agern. Out-Ager sind in den meisten Fällen Home-Ager. Oder auch Heim-Ager. Sie sitzen vor ihren PCs und spielen!

Es ist die sensationellste Mitteilung der letzten Jahre! Der Sprecher der „Electronic Arts“, einem der weltgrößten Hersteller von Computerspielen, sagt: „Die Generation 50 plus ist die am stärksten wachsende Zielgruppe für Computerspiele.“

Ätsch, ihr Young-Ager!

Und man gibt ihnen, den 50-plus-Oldies, den treffenden Namen: „Silver-Gamer“. Und die spielen keine Killerspiele. Da werden keine Menschen oder Monster umgelegt, auch keine Kollateralschadenspiele gespielt, sondern Spiele mit geistigem Anspruch. Und aus den

Reihen der Silver-Gamer kommen immer wieder Vorschläge für neue Spiele.
Zum Beispiel soll es ein brandaktuelles Spiel geben, das die Wiedervereinigung noch einmal durchspielt. Einem der Spieler soll es gelungen sein, Schalck-Golodkowski zum Bundeskanzler zu machen und Helmut Kohl nach Chile fliehen zu lassen. Es soll noch andere interessante Simulationen geben. Das Revoluzzer-Aging.
Heiminsassen jagen Heimleiter und ungeliebte Pfleger. Es kommt niemand zu Schaden, heißt es, aber es würde Spaß machen. Der Silver-Gamer jagt arroganten Heimleiter, der ihn angeschnauzt hat, durch das Heim, erwischt ihn, tut ihm nichts, aber der Heimleiter verschwindet unter einem Berg nasser Windeln, die aus einer Klappe über ihm herunterfallen. Es sollen noch viel mehr solch amüsanter Spiele in Vorbereitung sein. Ein besonders lustiges Revoluzzer-Game hat den Namen „Ministerbesuch“.
Der Minister bekommt das Essen vom Vortag. Ihm wird schlecht und er wird ins Bett gelegt und fixiert. Zunächst mit Handschellen. Und wenn er aufmuckt,

kriegt er Maulschellen. Wie gesagt, nur eine Simulation, aber seit es im Ministerium bekannt ist, grübeln die Damen und Herren dort, wo die Erfinder dieses Games die Information herhaben.

Gegen ein hohes Alter
kann man nichts machen.
Aber man kann versuchen,
möglichst lange alt zu sein.

Johannes XXIII.

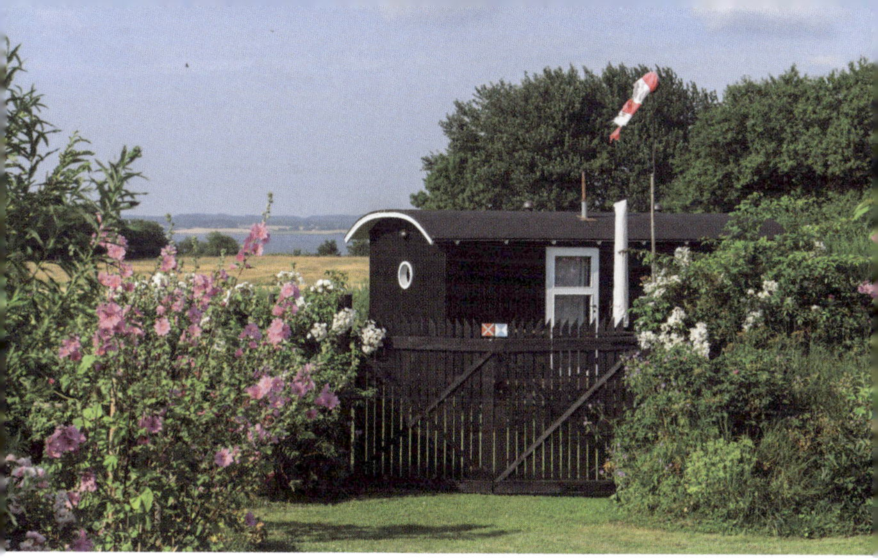

HIGHLIFE IN THE CITY

Gerhard Schöne

Er hieß Jürgen, nannte Charlie sich,
war gerad achtzehneinhalb.
Seine Jeans war'n oft geflickt
und nicht mehr blau.
Seine Eltern nannt' er Spießer,
Konsumsklaven und Genießer.
Und Polypen nannte er den ABV[1].

Charlie ging nicht mehr zur Arbeit,
und er ging weg von zu Haus.
Auf der Wiese stand ein altes Autowrack.
Das Ding hat er ausgemistet
und sich darin eingenistet,
malte Blumen auf das Dach
mit Nitrolack.

Refr.:
Er sang nur:
Highlife in the city,
oh, my life is pretty,
yeah, yeah, yeah – oh no, no,
highlife in the city,
oh, my life is pretty,
yeah, yeah, yeah ...

Er hat Perlen aufgefädelt
und als Schmuck das Zeug verkauft,
hat Lupinensamen um sein Nest gestreut.
Putzte manchmal sich die Zähne,

trug ein Stirnband um die Mähne
und las Hemingway, Karl May
und Sigmund Freud.

Eines Tages kam sein Oller
mit ’nem Wartburg[2] angebraust,
zog den Charlie an den Haar’n
und brüllte rum.
Charlie aber sagte leise:
„Arme Spießer, arme Greise.“
Und allmählich wurde da sein Papi stumm.

Und er hörte Charlie reden,
wie sein neues Leben fetzt,
wie er Vögel füttert, Blumen sät und singt.
Papi riss den Schlips vom Kragen,
schmiss ihn fort, fing an zu klagen,
dass sein Spießerleben ihn
doch selbst anstinkt.

Refr.:
Sie sangen:
Highlife in the city,
oh, my life is pretty,
yeah, yeah, yeah – oh no, no,
highlife in the city,
oh, my life is pretty,
yeah, yeah, yeah ...

Nach paar Jahren war der Anger
von Lupinen überwachsen,
in dem Autowrack sang laut ein alter Mann.
Der lag faul auf der Matratze,
trug ein Stirnband um die Glatze,
und er hatte ein paar schlimme Bluejeans an.

Einmal kam ein schwarzer Fiat
ums Lupinenfeld geschnitten,
Jürgen stieg heraus – frisiert und parfümiert.
Und er schrie: „Du Unnormaler,
Spinner, Hippie, Asozialer!“
In dem Autowrack sang Papi ungeniert:

Refr.:
Oh no, no,
highlife in the city,
oh, my life is pretty,
yeah, yeah, yeah – oh no, no,
highlife in the city,
oh, my life is pretty,
yeah, yeah, yeah ...

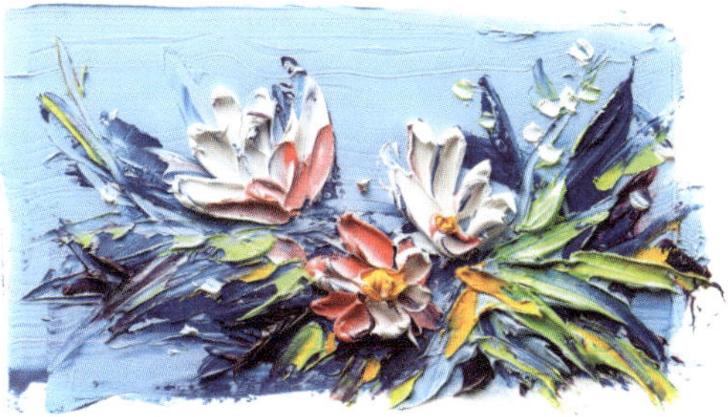

1 ABV = Abschnittsbevollmächtigter (Polizeibeamter in der DDR).
2 Neben dem Trabant zweite legendäre Automarke in der DDR.

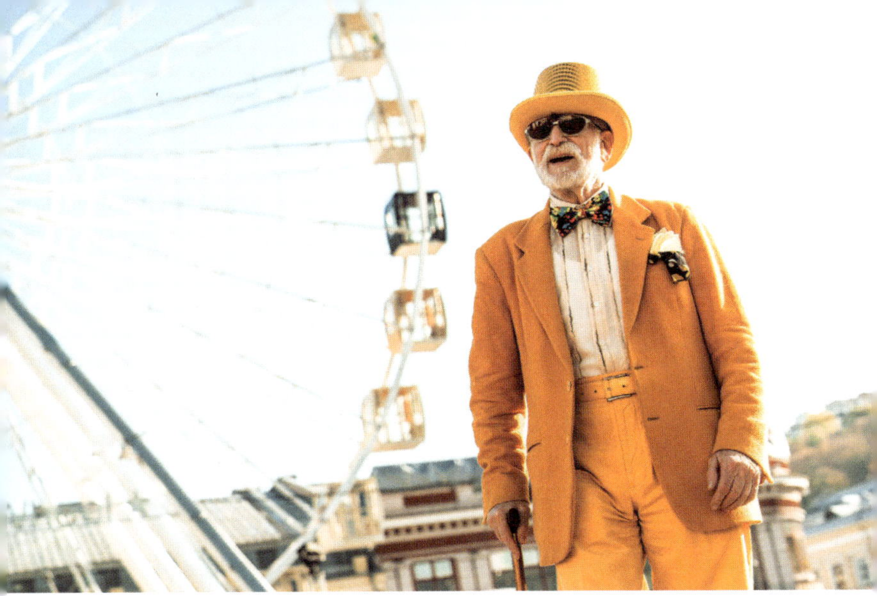

DIE KUNST, SPAZIEREN ZU GEHEN

Franz Hessel

Diese altertümliche Fortbewegungsform auf zwei Beinen sollte gerade in unserer Zeit, in der es so viel andre zweckmäßigere Transportmittel gibt, zu einem besonders reinen zweckentbundenen Genuss werden. Zu deinen Zielen bringen dich die privaten und öffentlichen Benzinvulkane und andre Vehikel. Für deine

Gesundheit magst du das sogenannte Footing machen, diese Art beschwingteren Exerzierens, bei dem man so damit beschäftigt ist, die Bewegungen richtig auszuführen und mit richtigem Atmen zu verbinden, dass man nicht dazu kommt, gemächlich nach rechts und links zu schauen. Spazierengehn ist weder nützlich noch hygienisch, es ist ein Übermut, wie – nach Goethe – das Dichten. Es ist wie jedes Gehen und mehr als jedes andre Gehen zugleich ein Sichgehenlassen: Man fällt von einem Fuß auf den andern und balanciert diesen Vorgang. Kinder-Taumel ist in unserm Gehen und das selige Schweben, das wir Gleichgewicht nennen.
Ich darf in diesen „ernsten Zeiten" das Spazierengehn getrost empfehlen. Es ist wirklich kein spezifisch bürgerlich-kapitalistischer Genuss. Es ist ein Schatz der Armen und fast ihr Vorrecht.
Gegen den zunächst berechtigt erscheinenden Einwand der Beschäftigten „Wir haben keine Zeit, spazieren zu gehn!" mache ich dem, der diese Kunst erlernen oder nicht verlernen möchte, den Vorschlag: Steige gelegentlich auf deinen Wegen eine Station vor dem Ziel

aus dem Autobus oder Auto und ergehe dich ein paar Minuten. Wie oft bist du zu früh am Ziel und musst eine öde Wartezeit in Büros und Vorzimmern mit Zeitungslektüre und Ungeduld verbringen. Mach Ferien des Alltags aus solchen Minuten und flaniere ein Stück Wegs. In jedem von uns lebt ein heimlicher Müßiggänger, der seine leidigen Beweggründe bisweilen vergessen und sich grundlos bewegen will. Dem wird die Straße ein Wachtraum, Schaufenster sind ihm nicht Angebote, sondern Landschaften, Firmennamen, besonders die Doppelnamen mit dem so Verschiedenes verbindenden „&“ in der Mitte werden ihm mythologische Gestalten und Märchenpersonen, die Anschläge an Häusern und Hauseingängen kuriose, erheiternde oder grausige Abkürzungen des Lebens und Treibens. Keine Zeitung liest sich so spannend wie die leuchtende Wanderschrift, die dachentlang über Reklameflächen gleitet. Und das Verschwinden dieser Schrift, die man nicht zurückblättern kann wie ein Buch, ist ein augenfälliges Symbol der Vergänglichkeit – einer Sache, die der echte Genießer immer wieder gern eingeprägt bekommt, um die Wichtigkeit und Einzigkeit seines zwecklosen Tuns im Bewusstsein zu behalten. Ich schicke dich zeitgenössischen Spaziergangsaspiranten nicht in fremde Gegenden und zu Sehenswürdigkeiten. Besuche deine eigne Stadt, spaziere in deinem Stadtviertel, ergehe dich in dem steinernen Garten, durch den Beruf, Pflicht und Gewohnheit dich führen, erlebe im Vorübergehn die Geschichte von ein paar Dutzend Straßen. Beobachte ganz nebenbei, wie sie einander das Leben zutragen und wegsaugen, wie sie abwechselnd oder fortfahrend stiller und lebhafter, vornehmer und ärmlicher, kompakter und bröckliger werden, wie alte Gärten sich inselhaft erhalten oder, von nachbarlichen Brandmauern bedrängt, absterben. Erlebe, wie und wann die Straßen fieberhaft oder schläfrig werden, wo das Leben zum stoßweise drängenden Verkehr, wo es zum behaglich drängelnden Betrieb wird. Lern Schwellen kennen, die immer stiller werden, weil immer seltener fremde Füße sie beschreiten und sie die bekannten, die täglich kommen, im Halbschlaf einer alten Hausmeisterin wiedererkennen. Und neben all diesem Bleibenden oder langsam Vergehenden bietet sich deiner Wanderschau und ambulanten Nachdenklichkeit die Schar der vorläufigen, provisorischen Baulichkeiten, der Abbruchgerüste, Neubauzäune, der Bretterverschläge, die zu leuchtenden Farbflecken werden im Dienst der Reklame, zu Stimmen der Stadt, zu Wesen, die rufend und winkend auf dich einstürmen, während die alten Häuser von dir wegrücken. Und hinter den Latten, durch Lücken sichtbar, Schlachtfelder aus Steinen, widerstandlose Massen von Material, in welche eiserne Krane und stählerne Hebel greifen.

Verfolge en passant die Lebensgeschichte der Läden und der Gasthäuser. Lern das Gesetz, das einen abergläubisch machen kann, von den Stätten, die kein Glück haben, obwohl sie günstig gelegen scheinen, den Stätten, wo die Besitzer und die Art des Feilgebotenen immer wieder wechseln. Wie sie sich, wenn ihnen der Untergang droht, fieberhaft übertreiben, diese Läden mit Ausverkauf, aufdringlichem Angebot und groß geschriebenen niedrigen Preisen! Wie viel Schicksal, Gelingen und Versagen kannst du von Warenauslagen und Speisekartenpreisen ablesen, ohne dass du durch Türen trittst und Besitzer und Angestellte siehst. Ja, was da liegt, hängt, zu lesen ist, sagt dir oft mehr als Worte und Benehmen der Menschen. Und da komm ich auf ein wichtiges Erlebnis des Spaziergängers: Er braucht nicht einzutreten, er braucht sich nicht einzulassen. Ihm genügen Schaufenster und das Schauspiel der Aus- und Eingänge. Von Aufschriften liest er das Leben ab. Und wenn er aufblickt und wegblickt von den Dingen, sagen ihm auch die Gesichter der vorübergehenden Unbekannten mit einmal mehr.

Es ist das unvergleichlich Reizvolle am Spazierengehn, dass es dich ablöst von deinem mehr oder weniger leidigen Privatleben. Du verkehrst, du kommunizierst mit lauter fremden Zuständen und Schicksalen. Das merkt der echte Spaziergänger an dem merkwürdigen Erschrecken, das er verspürt, wenn in der Traumstadt seines Flanierens ihm plötzlich ein Bekannter begegnet und er dann mit jähem Ruck wieder ganz einfach ein feststellbares Individuum ist.

Das Spazierengehn ist nur selten eine gesellige Angelegenheit wie etwa das Promenieren, das wohl früher einmal (jetzt nur noch in Städten, wo es eine Art Korso gibt) ein hübsches Gesellschaftsspiel, eine reizvolle theatralische oder novellistische Situation gewesen sein mag. Es ist gar nicht leicht, mit einem Begleiter spazieren zu gehn. Nur wenig Leute verstehen sich auf diese Kunst. Kinder, diese sonst in vielem vorbildlichen Ge-schöpfe, machen aus dem Spazieren ein Unternehmen mit heimlichen Spielregeln, sind so beschäftigt, beim Beschreiten des Pflasters das Berühren der Randflächen und sandigen Ritzen zu vermeiden, dass sie nicht aufschauen können; oder sie benutzen die Reihenfolge der Dinge, an denen sie vorbeikommen, zu seltsam abergläubischen Berechnungen, sie trödeln oder eilen, sie gehen nicht spazieren. Leute, die berufsmäßig beobachten, Maler und Schriftsteller, sind oft sehr störende Begleiter, weil sie ausschneiden und umrahmen, was sie sehn, oder es ausdeuten und umdeuten, auch zu plötzlich stehen bleiben, statt das Wanderbild wunschlos in sich aufzunehmen. Und so bist du, echter Spaziergänger, meist allein und musst dich hüten, zu der düstern Romanfigur zu werden, die ihr eignes Leben von den Häuserkulissen abliest, wenn sie mit melancholisch hallenden Schritten die Straße durchmisst, um dem Autor des Buches zur Exposition seiner Geschichte Gelegenheit zu geben.

Der richtige Spaziergänger ist wie ein Leser, der ein Buch nur zu seinem Zeitvertreib und Vergnügen liest – ein selten werdender Menschenschlag heutzutage, da die meisten Leser in falschem Ehrgeiz wie auch die Theaterbesucher sich für verpflichtet halten, ihr Urteil abzugeben. (Ach, das viele Urteilen! Selbst die Kunstrichter sollten lieber weniger urteilen und mehr besprechen. Schön wär's, wenn Kritiker, was sie behandeln, besprechen könnten wie Zauberer die Krankheiten.)

Also, eine Art Lektüre ist die Straße. Lies sie. Urteile nicht. Finde sie nicht zu schnell schön und hässlich. Das sind ja alles so unzuverlässige Begriffe. Lass dich auch täuschen und verführen von Beleuchtung, Stunde und dem Rhythmus deiner Schritte.

Werde Menge. Schließ dich zeitweilig Umzügen an. Mach Aufläufe mit. Wenn gerade irgendwo Geschäftsschluss oder das Theater aus ist, so bleib ein Weilchen stehn, als erwartetest du jemanden. Solche gespielte Absicht entrückt dich nicht der schönen Zwecklosigkeit deines Tuns.
Bei langem Gehn bekommst du nach einer ersten Müdigkeit neuen Schwung. Dann trägt das Pflaster dich mütterlich, es wiegt dich wie ein wanderndes Bett. Und was du alles siehst in diesem Zustand angeblicher Ermattung! Was dich alles ansieht! Immer vertrauter wird mit dir die Straße. Sie lässt ihre älteren Zeiten durchschimmern durch die Schicht Gegenwart. Was kannst du da, sogar in unserem Berlin, erleben in gar nicht offiziell historischen Gegenden. Ich brauche dich nicht in den Krögel oder nach Altcölln zu schicken.
Noch einen Rat: Es empfiehlt sich, nicht ganz ziellos zu gehn. Du wunderst dich nach dem, was ich bisher gesagt habe, über diese Äußerung? Aber auch in dem „aufs Geratewohl“ gibt es einen Dilettantismus, der ungünstig ist. Beabsichtige, irgendwohin zu gelangen.

Vielleicht kommst du in angenehmer Weise vom Wege ab. Aber der Abweg setzt immer einen Weg voraus.
Wenn du unterwegs etwas ansehn willst, geh nicht zu gierig darauf los. Sonst entzieht es sich dir. Lass ihm Zeit, auch dich anzusehn. Es gibt ein Aug in Aug auch mit den sogenannten Dingen. Wohingegen es sich bei Menschen oft empfiehlt, sie ungesehen anzuschauen. Da geben sie ungewollt Leben her, das sie im streitbaren Treffen der Blicke verteidigend vorenthalten.
Da habe ich nun immer nur vom Spazieren in der Stadt gesprochen. Nicht von der merkwürdigen Zwischen- und Übergangswelt: Vorstadt, Weichbild, Bannmeile mit all ihrem Unaufgeräumten, Stehengebliebenen, mit den plötzlich abschneidenden Häuserreihen, mit Schuppen, Lagern, Schienensträngen, mit dem Laubhüttenfest der Schrebergärten. Aber da ist schon der Übergang zum Lande und zum Wandern. Und das Wandern ist wieder ein ganz andres Kapitel aus der Schule des Genusses. Schule des Genusses? Ja, in die müssten wir wieder gehn. Eine schwere Schule, ein holde und strenge Zucht. Am Ende aber gibt es sie gar nicht;

und wenn man sie zu gründen versuchte, es käme ein schrecklicher „Ernst des Lebens“ dabei heraus.

Das Älterwerden
ist wie eine Bergbesteigung:
Je höher man kommt,
desto müder und kurzatmiger wird man,
aber dafür weitet sich der Blick immer mehr.

Ingmar Bergman

Altes und Neues Testament

Während eines diplomatischen Empfangs sprach Nuntius Roncalli, der spätere Papst Johannes XXIII., mit dem Oberrabbiner von Paris. Beim Eintritt in den Speisesaal wollte ihm der Rabbiner den Vortritt lassen. Nuntius Roncalli lehnte ab: „Oh nein, erst das Alte Testament, dann das Neue."

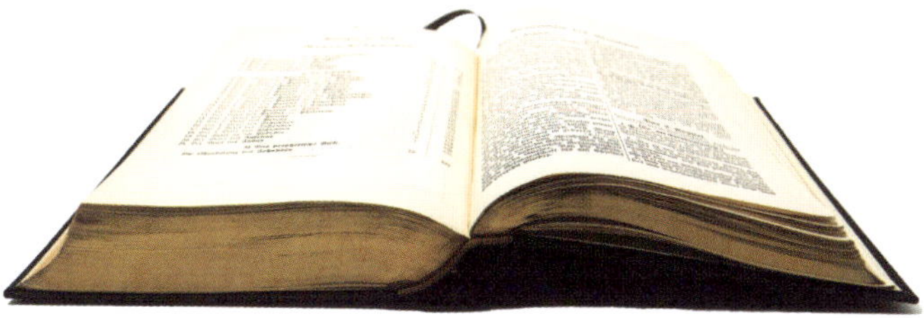

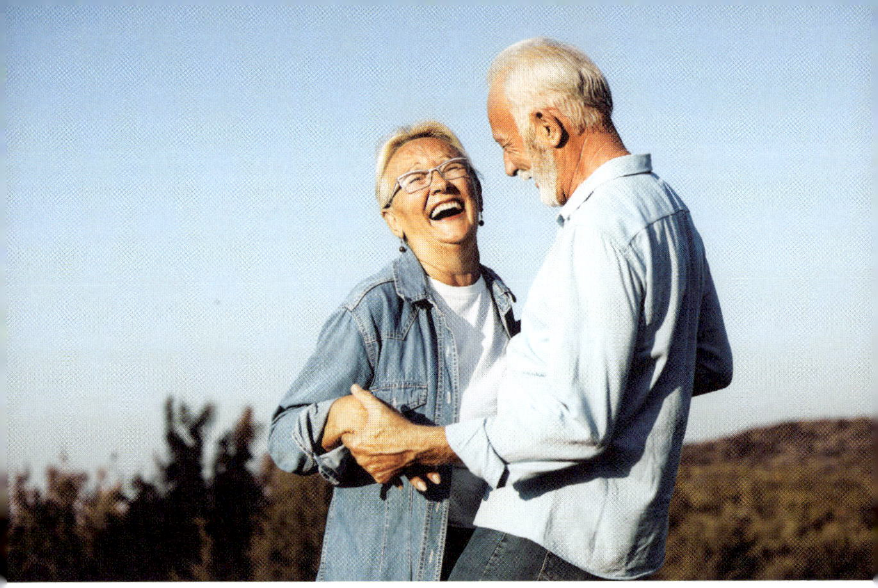

DIE JUNGEN ALTEN

Hanns Dieter Hüsch

Sag mal, hab ich kürzlich zu mein Frau gesacht, möchtest du so jung sein, wie de alt bis? Oder so neu sein, wie de jung bis. Oder so alt sein, wie de neu bis. Da hat mein Frau gesagt: „Wat soll denn dat Durcheinander jetzt, nich? Ich möchte so sein, wie ich bin." „Un wie biste denn?", hab ich da gefragt. Na ja, hat da mein Frau etwas zögernd geantwortet, ich möchte so, ja, ich möchte so jung sein, wie ich neu bin. Bravo, hab ich da gesagt, bravo, denn ich möchte nämlich auch so neu sein, wie ich alt bin. Und ich sage dir, hab ich zu mein Frau gesacht, wir stehen für eine Entwicklung, die in der Geschichte der Menschheit einmalig ist. Einmalig. Du un ich? Nein, hab ich gesagt, nich nur ich un du. Sondern trau keinem über 60. Alles nämlich, was so über 60 is, kann jetzt die Welt verändern, und zwar ohne Aufstand. Ohne Aufstand! Weil, hab ich inzwischen rausgekriegt, weil wir, hm, nicht mehr Omma un Oppa spielen müssen, ne. Oder zum Beispiel als alte Trottels an den Rand der Gesellschaft geschoben werden, sondern genau umgekehrt! Wir sind auf dem Weg zu einer Gesellschaft, nich wahr, in der alt werden, alt sein keine Schande mehr ist, sondern wir gehören jetzt zu einer, wie heißt et immer, zu einer neuen dynamischen Generation, weil wir die jungen Alten sind, ne. Un von Vergreisung, ne, da kann überhaupt keine Rede mehr sein, aus, Schluss, basta! Ja, wenn dat so is, wenn dat so is, hat da mein Frau gesacht, dann ham wer ja noch mal Glück gehabt, ne? Dann kann ich ja vielleicht nochmals studieren, du holst deinen Doktor nach ... Richtig, hab ich gesagt, ich hol meinen Doktor nach, ne, und das Adjektiv „alt“, das will ich nich noch mal hören, will ich nicht noch mal hören. Wenn ich jetzt inne Kneipe das Wort „Seniorenteller“ auf der Speisekarte lese, da werd ich mich sofort beschweren, nich wahr. Ich will nicht wie ein Kind behandelt werden und einer Kaffee-und-Kuchen-Fürsorge untertan sein, so! So is dat nämlich, wa. Und ich, hat da mein Frau gesagt, ich möchte nich immer Ton in Ton gehen und gedeckt vornehm mich anziehen, sondern flott und schick, ne. Vielleicht machen wer ne Partei auf! Vielleicht machen wer ne Partei auf, denn über 60 sind schon 12 Millionen, ne! Hoho, dat is ne ganz schöne Mehrheit. Und es wär ja auch gar nich so schlecht, wenn der übertriebene Jugendkult dann mal n bissken weniger lautstark wäre, ne. Hat doch auch der Dings, wie heißt er, hat doch auch der Dings, der Philosoph da, der der, der na, der Ernst Bloch, der hat doch gesagt: Alter ist nicht das Ende, sondern das Alter ist Ernte. Und wenn man so denkt, ne, dann wird et schon bald keine alten Menschen mehr geben, ne. Wird es schon, sondern alle sin gleich jung! Genau, hab ich gesagt, genau dasselbe hat auch eine Heidelberger Professorin neulich gesagt. Wie hat se gesagt: Das eigene Alter, ne, nich mehr als Zeit, die man hinter sich hat, sondern, genau umgekehrt, als Zeit, die man noch vor sich hat, erleben. Genau dat isset doch, hab ich gesagt, nich, un ich möchte auch nich mehr in so einem Altenheim angeschrien werden, so zum Beispiel: „Oppa, du, Füße hoch, jetzt wird gestaubsaugt!", un so weiter, ne. Wenn schon, dann möchte ich lebenssatt sterben, aber vorher noch, wie heißt et so schön, ähm, ähm, wissenschaftlich gesehen, der postindustriellen Gesellschaft ein neues Profil geben, so heißt et nämlich. Oder, hab ich gesagt, wir jungen Alten entwickeln eine Kultur der Muße. Dat wär doch mal schön! Richtig eine Kultur der Muße, grad wir Deutschen hätten da viel nachzuholen, ne. Un wer soll es den Leuten vormachen, wenn nich wir Alten, ich, ich meine, wir Jungen, ne. Mit unseren alten Fähigkeiten un Erkenntnissen zwischen Lebensmitte un Lebensabend, wobei ich das Wort „Lebensabend" ja auch gar nicht ausstehen kann, muss ich ehrlich sagen. Mit unseren Erfahrungen im Kopf wie im Bett. Also morgens Bett un abends, ne. Un in die Ferne, hat da mein Frau gesacht, da möchte ich auch noch mal reisen, ne! Ich steig dir in jedes Kanu, ob am Amazonas oder in Dings, in Papua, Neuguinea. Völlig wurscht! Immerhin kann mer 115 Jahre alt werden. Un ich, hab ich gesagt, ich kenne keine Pensionsgrenze, nich wahr, ich kenne nur noch junge alte Deutsche, un wenn ich kein Grauer Panther bin, aber n rosa Stier bin ich allemal. Et heißt zwar, Alter schützt vor Torheit nicht, aber das hat uns ja gerade jung gehalten, ne! Un wenn et so weitergeht, hab ich zu mein Frau gesacht, dann werden wer eines Tages auch noch zeitlos sein, nich wahr, un man wird aufhören, die Jahre zu zählen, un wir sind ein einig Volk von alten neuen Jungen. Oh je, hat da mein Frau gesacht, aber deutsche Geschichte müssen wir nich unbedingt machen. Nee, sach ich da, nee, nee hab ich da geantwortet: Das ham wer dann schon alles längst hinter uns.

DA KOMMT MIR EBEN SO EIN FREUND

Wilhelm Busch

Da kommt mir eben so ein Freund
mit einem großen Zwicker.
„Ei“, ruft er, „Freundchen, wie mir scheint,
Sie werden immer dicker.

Jaja, man weiß oft selbst nicht wie,
so kommt man in die Jahre;
pardon, mein Schatz, hier haben Sie
schon eins, zwei graue Haare!“ –

„Hinaus, verdammter Kritikus,
sonst schmeiß’ ich dich in Scherben.
Du Schlingel willst mir den Genuss
der Gegenwart verderben!“

Im Voraus

Der bekannte Wiener Mediziner, Professor Billroth, verordnete einmal einem Patienten, der an einem Magenkatarrh litt, täglich eine Tasse Haferschleimsuppe und ein Glas Rotwein zu trinken. Als der Patient nach mehreren Wochen wieder zum Arzt ging, fragte ihn dieser, wie es ihm gehe und ob er auch seine Anordnungen befolgt habe. „Selbstverständlich, Herr Professor", entgegnete er, „aber leider bin ich mit der Haferschleimsuppe vier Wochen im Rückstand, mit dem Rotwein aber drei Monate voraus."

Zähle dein Alter nach Freunden,
nicht nach Jahren.
Zähle dein Leben nach Lächeln,
nicht nach Tränen.

John Lennon

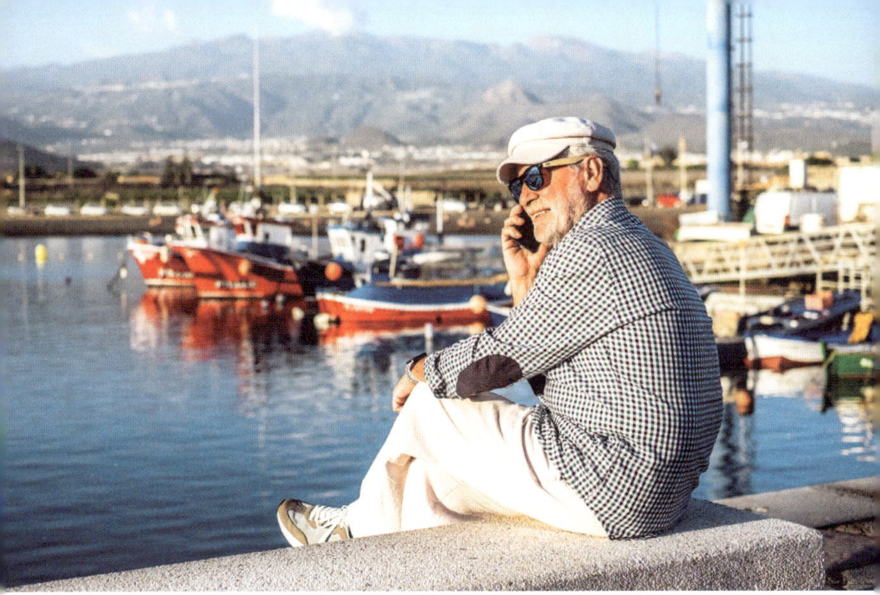

ANEKDOTE ZUR SENKUNG DER ARBEITSMORAL

Heinrich Böll

In einem Hafen an der westlichen Küste Europas liegt ein ärmlich gekleideter Mann in seinem Fischerboot und döst. Ein schick angezogener Tourist legt eben einen neuen Farbfilm in seinen Fotoapparat, um das idyllische Bild zu fotografieren: blauer Himmel, grü-

ne See mit friedlichen schneeweißen Wellenkämmen, schwarzes Boot, rote Fischermütze. Klick. Noch einmal:
klick, und da aller guten Dinge drei sind und sicher sicher ist, ein drittes Mal: klick.
Das spröde, fast feindselige Geräusch weckt den dösenden Fischer, der sich schläfrig aufrichtet, schläfrig nach seiner Zigarettenschachtel angelt; aber bevor er das Gesuchte gefunden, hat ihm der eifrige Tourist schon eine Schachtel vor die Nase gehalten, ihm die Zigarette nicht gerade in den Mund gesteckt, aber in die Hand gelegt, und ein viertes Klick, das des Feuerzeuges, schließt die eilfertige Höflichkeit ab. Durch jenes kaum messbare, nie nachweisbare Zuviel an flinker Höflichkeit ist eine gereizte Verlegenheit entstanden, die der Tourist – der Landessprache mächtig – durch ein Gespräch zu überbrücken versucht.
„Sie werden heute einen guten Fang machen."
Kopfschütteln des Fischers.
„Aber man hat mir gesagt, dass das Wetter günstig ist."
Kopfnicken des Fischers.

„Sie werden also nicht rausfahren?“
Kopfschütteln des Fischers, steigende Nervosität des Touristen. Gewiss liegt ihm das Wohl des ärmlich gekleideten Menschen am Herzen, nagt an ihm die Trauer über die verpasste Gelegenheit. „Oh, Sie fühlen sich nicht wohl?“
Endlich geht der Fischer von der Zeichensprache zum wahrhaft gesprochenen Wort über. „Ich fühle mich großartig“, sagt er. „Ich habe mich nie besser gefühlt.“ Er steht auf, reckt sich, als wollte er demonstrieren, wie athletisch er gebaut ist. „Ich fühle mich fantastisch.“ Der Gesichtsausdruck des Touristen wird immer unglücklicher, er kann die Frage nicht mehr unterdrücken, die ihm sozusagen das Herz zu sprengen droht: „Aber warum fahren Sie dann nicht raus?“
Die Antwort kommt prompt und knapp. „Weil ich heute Morgen schon rausgefahren bin.“ „War der Fang gut?“
„Er war so gut, dass ich nicht noch einmal rauszufahren brauche, ich habe vier Hummer in meinen Körben gehabt, fast zwei Dutzend Makrelen gefangen ...“

Der Fischer, endlich erwacht, taut jetzt auf und klopft dem Touristen beruhigend auf die Schultern. Dessen besorgter Gesichtsausdruck erscheint ihm als ein Ausdruck zwar unangebrachter, doch rührender Kümmernis.

„Ich habe sogar für morgen und übermorgen genug", sagt er, um des Fremden Seele zu erleichtern. „Rauchen Sie eine von meinen?"

„Ja, danke." Zigaretten werden in die Münder gesteckt, ein fünftes Klick, der Fremde setzt sich kopfschüttelnd auf den Bootsrand, legt die Kamera aus der Hand, denn er braucht jetzt beide Hände, um seiner Rede Nachdruck zu verleihen.

„Ich will mich ja nicht in Ihre persönlichen Angelegenheiten mischen", sagt er, „aber stellen Sie sich mal vor, Sie führen heute ein zweites, ein drittes, vielleicht sogar ein viertes Mal raus und Sie würden drei, vier, fünf, vielleicht gar zehn Dutzend Makrelen fangen – stellen Sie sich das mal vor." Der Fischer nickt. „Sie würden", fährt der Tourist fort, „nicht nur heute, sondern morgen, übermorgen, ja, an jedem günstigen Tag zwei-,

dreimal, vielleicht viermal rausfahren – wissen Sie, was geschehen würde?“
Der Fischer schüttelt den Kopf.
„Sie würden sich spätestens in einem Jahr einen Motor kaufen können, in zwei Jahren ein zweites Boot, in drei oder vier Jahren vielleicht einen kleinen Kutter haben, mit zwei Booten und dem Kutter würden Sie natürlich viel mehr fangen – eines Tages würden Sie zwei Kutter haben, Sie würden ...“, die Begeisterung verschlägt ihm für ein paar Augenblicke die Stimme.
„Sie würden ein kleines Kühlhaus bauen, vielleicht eine Räucherei, später eine Marinadenfabrik, mit einem eigenen Hubschrauber rundfliegen, die Fischschwärme ausmachen und Ihren Kuttern per Funk Anweisungen geben. Sie könnten die Lachsrechte erwerben, ein Fischrestaurant eröffnen, den Hummer ohne Zwischenhändler direkt nach Paris exportieren – und dann ...“, wieder verschlägt die Begeisterung dem Fremden die Sprache.
Kopfschüttelnd, im tiefsten Herzen betrübt, seiner Urlaubsfreude schon fast verlustig, blickt er auf die

friedlich hereinrollende Flut, in der die ungefangenen Fische munter springen.
„Und dann“, sagt er, aber wieder verschlägt ihm die Erregung die Sprache.
Der Fischer klopft ihm auf den Rücken, wie einem Kind, das sich verschluckt hat. „Was dann?“, fragt er leise.
„Dann“, sagt der Fremde mit stiller Begeisterung, „dann könnten Sie beruhigt hier im Hafen sitzen, in der Sonne dösen – und auf das herrliche Meer blicken.“
„Aber das tu’ ich ja schon jetzt“, sagt der Fischer, „ich sitze beruhigt am Hafen und döse, nur Ihr Klicken hat mich dabei gestört.“
Tatsächlich zog der solcherlei belehrte Tourist nachdenklich von dannen, denn früher hatte er auch einmal geglaubt, er arbeite, um eines Tages einmal nicht mehr arbeiten zu müssen, und es blieb keine Spur von Mitleid mit dem ärmlich gekleideten Fischer in ihm zurück, nur ein wenig Neid.

Geld verdienen

Der schweizerische Naturforscher Louis Agassiz (1807–1873), ein Gegner des Darwinismus, wurde zu einem Vortrag eingeladen, lehnte aber ab. Mit einem hohen Honorar versuchte man ihn zu überreden. Doch Agassiz entgegnete: „Ich will meine Zeit nicht damit vergeuden, Geld zu verdienen.“

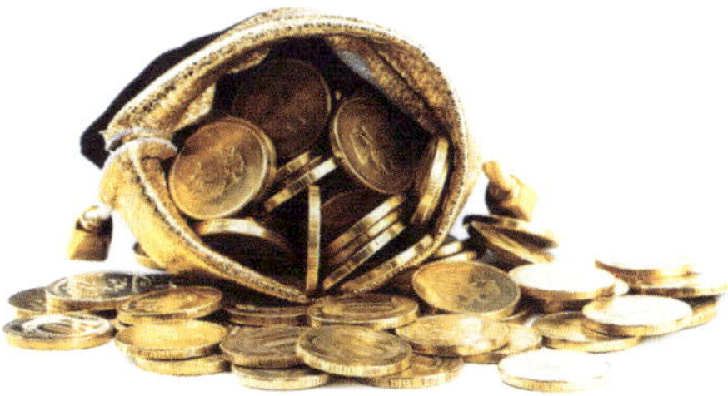

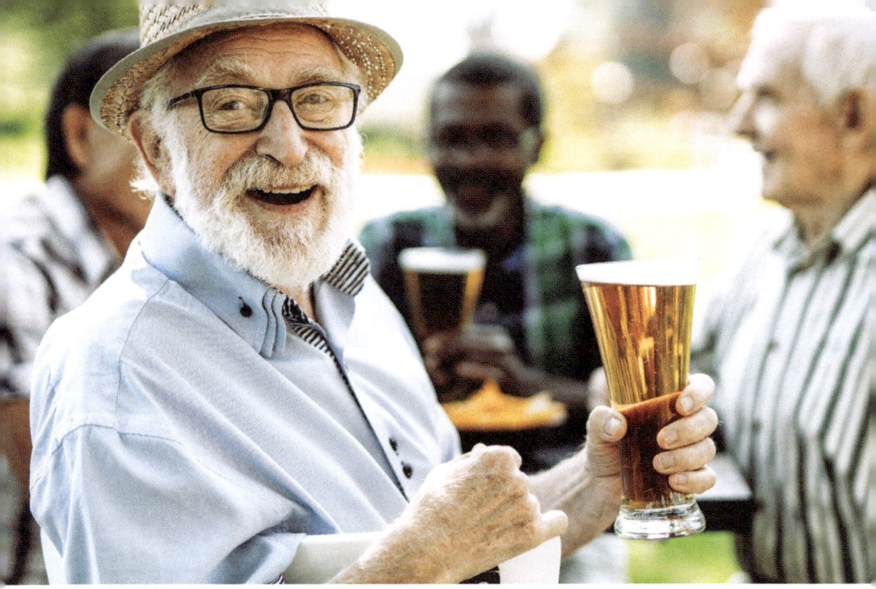

ALTERSVORSORGE IN GÜTERSLOH

Horst Evers

Am frühen Abend in Gütersloh vor einem Lokal in der Nähe des Bahnhofs. Zwei Männer sitzen draußen an einem Tischchen. Der eine trinkt Bier, der andere redet.

– Mir will einfach nicht in den Kopf, wieso du jeden Abend hier noch unbedingt ein Bier trinken musst. Das ist doch nicht gut.

Der Trinkende verzieht keine Miene, antwortet aber trotzdem.
– Ein Bier schadet nicht.
– Ja, aber es nützt auch nichts. Und außerdem, jetzt rechne mal nach. Jeden Abend trinkst du hier ein Bier für zwei Euro. Das sind im Jahr siebenhundertdreißig Euro. Jetzt lass mal dreißig Jahre weitergucken. Dann wären das, Moment, einundzwanzigtausendneunhundert! Hübsche Summe. Jetzt stell dir mal vor, du würdest statt des Biers jeden Abend zwei Euro in die Büchse werfen, dann hättest du in dreißig Jahren diese Riesensumme beisammen. Wär das nicht was?
Der andere nimmt in Ruhe einen weiteren Schluck und schüttelt dann den Kopf.
– Wer weiß denn, was in dreißig Jahren ist? Außerdem wäre mir das zu riskant.
– Was?
– Na, das Geld zu sparen, statt es zu vertrinken. Wäre mir zu riskant.
– Was ist denn daran riskant?
– Jetzt stell dir mal vor, ich trinke die dreißig Jahre

und merke dann: Ach Mist, ich hätte doch lieber sparen sollen. Wäre viel schöner, wenn ich jetzt das ganze Geld hätte. Er nimmt noch einen Hieb Bier, als wolle er damit sein Nachdenken sichtbar machen, bevor er, den Blick in der Weite der Einbahnstraße verlierend, weiterredet.

– Dann könnte ich das vielleicht wiedergutmachen. Könnte mir diese einundzwanzigtausendneunhundert Euro auch anderweitig besorgen. Es wäre sicherlich nicht einfach, aber das ginge womöglich. Irgendwie. Stell dir jetzt dagegen mal vor, ich hätte die ganze Zeit gespart und nach dreißig Jahren merke ich: Ah, hätte ich doch lieber getrunken! Die ganze Zeit! Wie soll ich das je wieder aufholen? Jeden Tag einen halben Liter. Dreißig Jahre lang. Das wären rund fünftausendvierhundert Liter Bier. Das schafft man doch gar nicht! Und wenn doch, käme ich ja zu nichts anderem mehr. Den ganzen Rest meines Lebens müsste ich praktisch ununterbrochen Bier trinken. Was für ein Stress! Das macht doch irgendwann gar keinen Spaß mehr. Nein, so stelle ich mir meinen Lebensabend nicht vor. Nur

trinken, trinken, trinken. Da arbeite ich jetzt lieber in Ruhe vor, damit es mir im Alter mal besser geht und ich nur so viel trinken muss, wie ich auch schaffen kann.
Der andere nickt.
– Verstehe. Dann ist dieses Bier, das du hier jeden Abend trinkst, für dich so eine Art Altersvorsorge?
– Ganz genau. Meine Altersvorsorge hat viele Säulen. Und dieses Bier jeden Abend ist sicherlich eine der wichtigsten. Noch wichtiger als diese ganze Sparerei ist nämlich, dass man immer auch gute und schöne Sachen macht, weil wer davon zu wenig auf die hohe Kante legt, schafft das im Alter …
Der Rest seines Satzes geht leider in einem gewaltigen Rülpser unter. Sein Freund hat ihn aber trotzdem verstanden.
Ich bin mir nicht sicher, ob vor einem Bahnhofslokal in Gütersloh zu sitzen wirklich ein wichtiges, unvergessliches Erlebnis ist, von dem man im Alter noch lange zehren kann.
Trotzdem habe ich in den letzten Jahren von verschiedenen Finanzfirmen sehr viele deutlich unseriösere

Vorsorgemodelle gesehen und auch angeboten bekommen.
Zahle drinnen mein Essen und bringe den beiden auf dem Rückweg zwei frisch gezapfte Biere mit.
„Hier! Schon mal eine Bonuszahlung in Ihren Rentenfonds."
Die Männer sind sehr zufrieden. Ich glaube nicht, dass sie ihr Vorsorgemodell noch einmal ändern werden. Warum auch?

Die Falten entstehen nur dort,
wo gelächelt wurde.

Jimmy Buffet

Diät

Der schwer erkrankte Schriftsteller Mark Twain wurde im Krankenhaus auf strenge Diät gesetzt. Als er Hunger hatte und um etwas zu essen bat, bekam er nur einen Löffel Nährsalz. Der Spötter lächelte die Schwester an: „Nun bin ich satt und würde gern etwas lesen, vielleicht eine Briefmarke?“

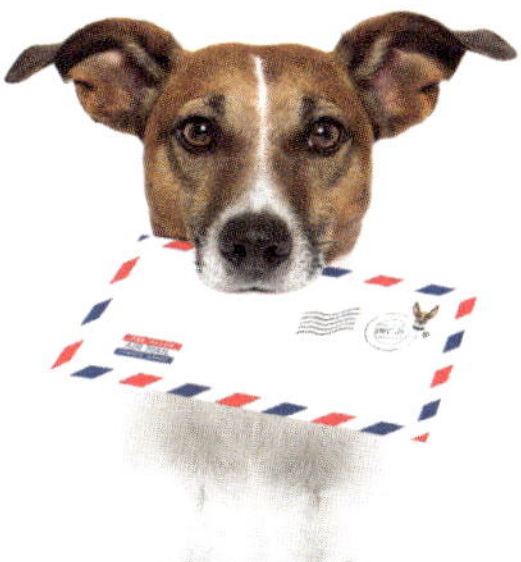

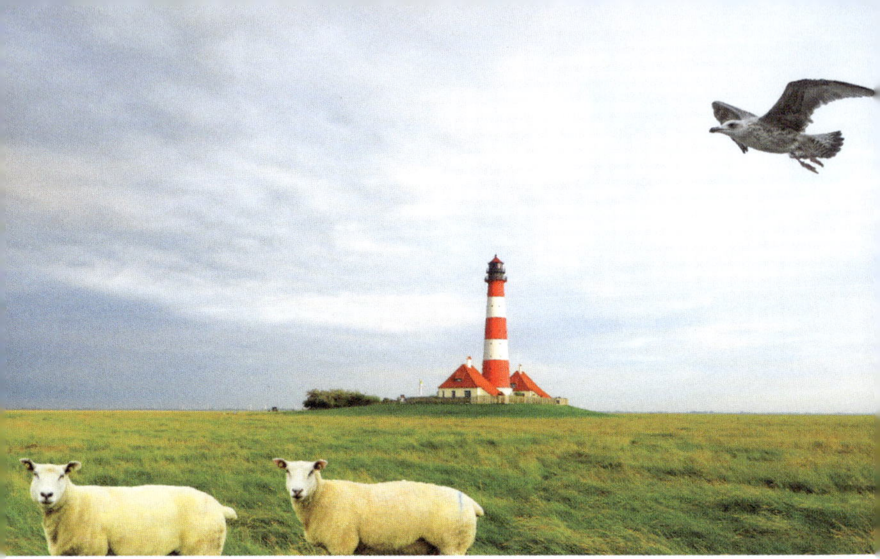

DIE LETZTE SEITE

Kurt Tucholsky

Mein Beruf – ich bin Zweiter Leuchtturmwächter auf der kleinen Ostseeinsel Achnoe, und die Nächte sind lang – mein Beruf zwingt mich, viel und ausgiebig zu lesen. Um neue Bücher ist mir nicht bange – die bekomme ich von meinem Freund, Herrn Andreas Portrykus, dem Nachtredakteur des „Strahlförder Generalanzeigers“ (mit Unfallversicherung). Er schenkt mir alle Rezensionsexemplare, und so lese ich Nacht für Nacht, alles durcheinander: Romane und Reisebeschreibungen und zarte, sinnige Geschichten aus edler Frauenhand, und was man eben so liest.

Und wenn der Wind an die dicken Scheiben stößt, wenn mein Burgunderpunsch auf dem Tisch dampft, der bräunliche Tabak knastert und ich alter Mann wieder einmal froh bin, diesen Posten ergattert zu haben –: Dann kommt es wohl vor, dass ich aus Zerstreutheit und guter Laune die Bücher von hinten zu lesen beginne, so, wie man aus einem Kuchen sich zuerst die Rosinen herausknabbert. Und da bin ich zu der Entdeckung gekommen, dass die Schlüsse all der vielen Bücher sich deutlich nach verschiedenen Arten gruppieren lassen. Es gibt Normalschlüsse, die immer wiederkehren: Der Autor mag vom Mond heruntergefallen sein, am Schlusse besinnt er sich doch auf sein edles Menschentum und redet deutsch.

Heute Nacht habe ich wieder vier Pfund Bücher gelesen – mir ist noch manches im Gedächtnis. Ich will es einmal versuchen.

Der Unterhaltungsroman, der Erfolg hat

„... Gefühlt habe ich es schon lange“, flüsterte Helene. „Aber du hast es mir erst ins Bewusstsein gebracht. Jetzt beginne ich erst wirklich zu leben.“ – Edgar zog sie an sich ...

So verrannen ihnen die Stunden, ohne dass sie es merkten. Dann schritten sie miteinander über das abendlich dämmernde Feld, auf dem sich der würzige Geruch der jungen Kartoffeln mit dem süßen Duft der Rosen mischte.

Edgar Helmenberg führte seine junge Braut in das Haus auf dem Hügel. Der Mond ging auf. Er ergriff ihre Hand. „Siehst du den Mond?“, sagte er stark.

„Ich aber will dir die Sonne geben!“ – Und gebannt flüsterte sie: „Die Sonne!“ –

Der Unterhaltungsroman, der keinen Erfolg hat

Es war alles aus. Kuno stand an den Scherben seines bescheidenen Glücks. Warum ihm das Unglück? Warum gerade ihm? Und die anderen? Ingrimmig ballte er die Fäuste – und ließ dann doch die Hände wieder sinken.
Da zogen sie hin; wie sie gelacht hatte, seine – ja seine! – Gertrud. Herr Doktor Holtzenheimer aber hatte Geld und war ein flotter Kerl ...
Die lange Liebe, die Werbungen so vieler Jahre – alles vergebens. Da brach er weinend zusammen und zerknickte die Rose in seiner Tasche ...

Professorale Reisebeschreibung

So endet diese meine schöne und lehrreiche Reise in das Sonnenland Ägypten. Sie hat mir viel Neues gezeigt und meinen Wissenskreis erweitert. Sie hat mir aber auch bewiesen, wie heutzutage der Deutsche überall wohlgelitten ist, wenn er nur seinen Platz an der Sonne verteidigt. Möge das Büchlein seinen Lesern Unterhaltung und anregende Belehrung gewähren, damit auch sie dereinst hinausziehen in das altehrwürdige Land des Nils und der Könige Ramses und Ramsenit!

Bemerkt mag noch werden, dass der auf Seite 154 erwähnte mittlere Fliegenpilz auch in Deutschland beobachtet worden ist. So hat nach einer Mitteilung Schaedlers im „Geographischen Wochenblatt" ein Lehrer in Meißen einen solchen gefunden und auch bestimmt.

Die Moderne um 1900

„Seele", flüsterte er. Dann knallte ein Schuss. Die aufgeschreckten Hausbewohner liefen durcheinander – Schutzleute bahnten sich einen Weg durch die Menge. Der Mann im Hausflur war tot. Sein Blut sickerte durch den linken Ärmel auf den hellblau und grünlich karierten Steinfliesboden und verrann in Rinnseln in den staubigen Fugen ...

Altes Buch

„Möge euch“, so schloss der Geistliche seine alle Anwesenden aufs tiefste ergreifende Rede, „der liebe Gott den Bund segnen, den zwei so mächtige Familien miteinander durch ihre Kinder geschlossen haben!“ – Was soll ich noch viel erzählen? – Eduard und Kunigunde wurden ein glückliches, aber kinderreiches Paar; der alte Hader war begraben und vergessen. Draußen aber pfeift der Wächter schon die zwölfte Stunde, lass mich das Licht löschen, geneigter Leser! Gute Nacht! –

Das richtige Jungensbuch

(„Die Lagerfeuer in Kalifornien“)

„Schurke!“, knirschte der Mestize. Ein Messer blitzte in seiner Hand – aber mit einem gewaltigen Schlage streckte ihn der alte Trapper nieder. Ein kurzes Röcheln – dann war alles vorbei.

Der alte Trapper geleitete die Karawane noch in die nächste große Stadt S., dann begab er sich wieder in seine Einöde zurück. „Einen Dank brauche ich nicht“, sagte er. „Ich habe nur getan, was rechtens war.“

Franz und Fräulein Armstrong, die Erbin des Goldfundes, wurden ein Paar und lebten glücklich und zufrieden.

Der Kellner Fritz bekam eine zuträgliche Stellung in San Francisco, die er heute noch innehat.

Von dem hinterhältigen Don Pedro hat kein Mensch mehr etwas gehört. Er blieb verschollen.

Der alte Indianer Hefrakorn aber erhielt das Gnadenbrot bei Krafts. Franz Kraft ist ein alter Mann geworden, und Kinder und Enkel umspielen seine Knie. Wenn er aber mit seiner immer noch schönen Frau, seinen Kindern und dem alten Indianer um den runden Tisch zusammensitzt, dann gedenken sie wohl noch oft der „in Kalifornien".

Ja, wird stets der geneigte Leser nun sagen: Das ist ja alles sehr schön und nett – aber wie soll denn ein Buchschluss nun sein? Diese gefallen doch dem Herrn Leuchtturmwächter alle nicht ...

Ich muss sagen, dass ich in meiner jetzt zwanzigjährigen Dienstzeit nur einmal einen wirklich guten, ehrlichen und motivierten Buchschluss gefunden habe. Er fand sich in einem Gedichtbüchlein „Frühlingsstimmen" von Herrn Hugo Taubensee. Der Mann war – wie man aus dem beigehefteten Porträt sehen konnte – Postschaffner, aber auch Dichter, eine der so häufigen Verbindungen von Geschäftsmann und Romantiker. Der Verleger war nur Geschäftsmann.

Diese „Frühlingsstimmen" klangen folgendermaßen aus:

„Mitteilung an den Leser!
Die gesammelten Gedichte des Verfassers gehen in Wirklichkeit noch weiter. Weil ich aber nicht in der bemittelten Lage bin, weiteres Papier und auch die Druckkosten anzuschaffen, so sehe ich mich gezwungen, die Gedichte hier abzubrechen. Ich will aber, wenn der Absatz dieses Büchleins ein entsprechender ist, die ‚Frühlingsstimmen' gern fortsetzen. Die Leser handeln also im eigenen Interesse, wenn sie das Buch fleißig kaufen und weiterempfehlen!"
Das heiß ich einen Schluss! Von jetzt an werde ich mich mehr den Anfängen zuwenden.

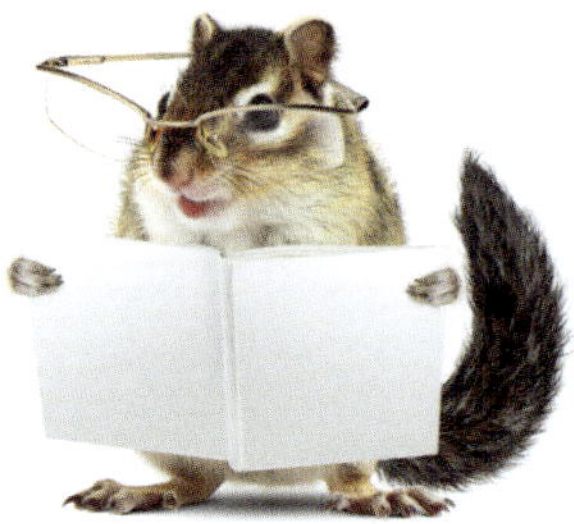

Quellenverzeichnis

Textnachweis:

Axel Hacke, Malcolm, you sexy thing!, aus: Ders., Das kolumnistische Manifest, © 2015, Verlag Antje Kunstmann GmbH, München.

Ephraim Kishon, Man ist so alt, wie man ist, aus: Ders., In Sachen Kain und Abel, © 1976 by LangenMüller in der F. A. Herbig Verlagsbuchhandlung GmbH, München.

Dieter Hildebrandt, 50 plus Feierabend, aus: Ders., Nie wieder achtzig!, © 2007, Karl Blessing Verlag, München, in der Penguin Random House Verlagsgruppe GmbH.

Gerhard Schöne, Highlife in the city, © Gerhard Schöne. Songbuch Lebenszeichen.

Hanns Dieter Hüsch, Die jungen Alten, aus: Ders., Zugabe. Unveröffentlichte Texte aus sechs Jahrzehnten. Herausgegeben von Georg Bungter, © 2003 Verlag Kiepenheuer & Witsch GmbH & Co. KG, Köln.

Heinrich Böll, Anekdote zur Senkung der Arbeitsmoral, aus: Ders. Werke. Kölner Ausgabe, Bd. 12, 1959–1963, Herausgegeben von Robert C. Conrad, © 2008, Verlag Kiepenheuer & Witsch GmbH & Co. KG, Köln.

Horst Evers, Altersvorsorge in Gütersloh, aus: Ders., Wäre ich du, würde ich mich lieben, © 2013 Rowohlt – Berlin Verlag GmbH, Berlin.

Bilder:
S. 2, 7, 13: © stock.adobe.com/Alessandro Biascioli; S.19: © stock.adobe.com/boule1301; S. 21: © stock.adobe.com/2707195204; S. 23: © stock.adobe.com/Sergey Yarochkin; S. 25: © stock.adobe.com/Kozlik_mozlik; S. 33: © stock.adobe.com/Lucas; S. 34: © stock.adobe.com/Andrii Iemelianenko; S. 43: © stock.adobe.com/Kzenon; S. 49: © stock.adobe.com/IrkIngwer; S. 53: © stock.adobe.com/serge-b; S. 54: © stock.adobe.com/Yakobchuk Olena; S. 65: © stock.adobe.com/Wolfborn Indiearts; S. 66: © stock.adobe.com/Lumos sp; S. 73: © stock.adobe.com/Luciano; S. 79: © stock.adobe.com/Michail; S. 80: © stock.adobe.com/oneinch-punch; S. 85: © stock.adobe.com/Javier brosch; S. 86: © stock.adobe.com/pusteflower9024; S. 94: © stock.adobe.com/dimj